AF459273

DE LA CURATION

DES

MALADIES DE LA PEAU

OUVRAGES DU MÊME AUTEUR

Hygiène des enfants Paris, 1860, 2e édition. Prix : 3 fr.

Nouvelles applications médicales de l'acide phénique, 1re édition, photographies. Paris, 1863, 1 vol. gr. in-8°. Prix : 5 fr.

De la curation de la coqueluche, des fièvres éruptives (rougeole, fièvre scarlatine et variole), du croup, et de la fièvre typhoïde. Paris, 1872, broch. Prix : 2 fr.

De la curation des maladies charbonneuses de l'homme et des animaux, du typhus des bêtes à cornes, de la cocotte ou fièvre aphtheuse, de la clavelée, de la fièvre typhoïde des chevaux, etc. Ouvrage rédigé spécialement pour les agriculteurs et les vétérinaires Paris, 1872. Prix : 2 fr.

De la curation des maladies organiques de la langue et des maladies cancéreuses. Paris, 1868. Prix : 8 fr.

Imp. L. Toinon et Cie, à Saint-Germain.

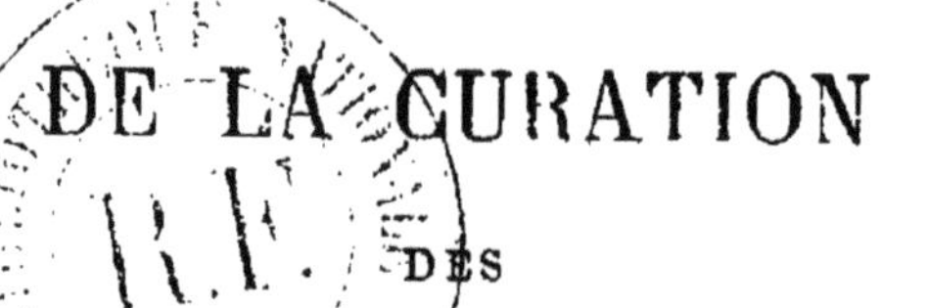

DE LA CURATION DES MALADIES DE LA PEAU

SPÉCIALEMENT DES MALADIES COMPRISES SOUS LE NOM DE

DARTRES

A L'AIDE DE LA NOUVELLE MÉDICATION PHÉNIQUÉE

PAR

Le Docteur DÉCLAT

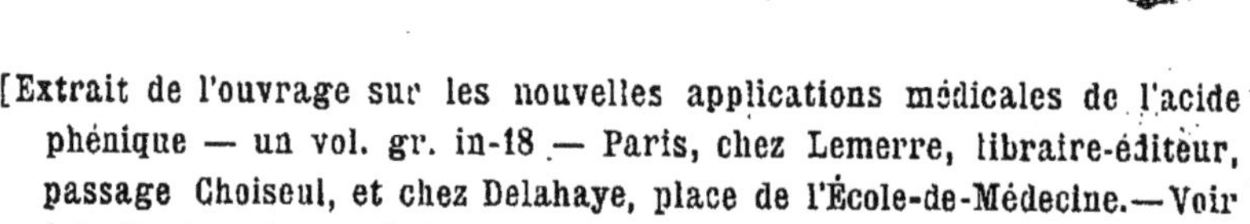

[Extrait de l'ouvrage sur les nouvelles applications médicales de l'acide phénique — un vol. gr. in-18 — Paris, chez Lemerre, libraire-éditeur, passage Choiseul, et chez Delahaye, place de l'École-de-Médecine.—Voir à la fin de cet extrait la table des sujets traités dans cet ouvrage.]

Prix : 2 francs.

PARIS
CHEZ LEMERRE, LIBRAIRE-ÉDITEUR
27, PASSAGE CHOISEUL, 29

1872

AVANT-PROPOS.

Les maladies de la peau ont été, depuis vingt-cinq ans, l'objet d'un assez grand nombre de travaux spéciaux dont quelques-uns sont fort intéressants au double point de vue de la dermatologie et de la pathologie générale. On doit malheureusement ajouter que ces travaux n'ont imprimé aucun progrès à la curation des maladies cutanées, si l'on en excepte les teignes et la gale. Le traitement de cette dernière affection a atteint aujourd'hui, on peut le dire, à peu près le dernier degré de perfection que l'on puisse désirer.

Il s'en faut néanmoins que le mérite des meilleurs de ces travaux ait été pur de tout mélange : l'un des médecins qui ont fait le plus d'efforts non stériles pour le progrès de la dermatologie, a associé à ses découvertes micrographiques et thérapeutiques de la gale et des teignes des théories et une prétendue classification, qui, loin d'éclairer l'histoire pathologique des dermatoses, tendent à la replonger dans la confusion, au grand détriment de la pathologie générale et malheureusement aussi de la curation spéciale des maladies cutanées.

Chose étonnante, ceux qui ont étendu le champ du parasitisme dans la dermatologie, n'ont pas plus que les autres songé à profiter des précieuses propriétés du nouvel et puissant parasiticide que nous avons, le premier, appliqué à la médecine; et MM. Bazin, Hardy, en France, Baerensprung, à l'étranger, ne sont pas plus avancés sur ce point que le traditionnel Gibert ou le cristallographique Devergie. Les essais informes que M. Bazin paraît avoir faits, d'après M. Lemaire, et sous l'inspiration de ce dernier, ne sauraient, en effet, mériter le nom d'innovation.

Sans être spécialiste, nous avons fait un grand nombre d'applications de la médication phéniquée au traitement des maladies de la peau. Cette circonstance paraîtra très-naturelle à toutes les personnes qui n'ignorent pas les relations qui existent entre les maladies organiques et les dartres, surtout les dartres eczémateuses chroniques et rebelles. Nous avons insisté sur ces relations remarquables et instructives, dans notre ouvrage sur la *curation des maladies de la langue et des cancers* ; elles sont démontrées de nouveau dans l'ouvrage dont cet opuscule est extrait, et dans cet opuscule lui-même ; il est facile, d'après les remarquables succès que nous avons obtenus dans le traitement des eczémas chroniques graves, de déduire de ces succès mêmes que deux maladies presque également rebelles, qui guérissent par une même médication, doivent être dues à des causes fort analogues, sinon tout à fait semblables : *Naturam morborum ostendit curatio* ; c'est toujours l'aphorisme vieux et banal, mais plus profond encore que vieux ; ces applications ont été assez heureuses pour que nous ayons cru utile de ne pas attendre, pour les faire connaître aux dermatologistes et aux malades intelligents, la publication de notre travail complet sur les *nouvelles applications médicales de l'acide phénique*. Non-seulement ce travail ne pourra paraître avant plusieurs semaines, mais encore le nombre considérable de sujets dont il y est traité peut ne pas intéresser tous les lecteurs (1) ; et, pour ce motif, ils ne se décideraient

(1) On trouvera à la fin de cet opuscule la liste alphabétique des sujets traités dans les *Nouvelles applications médicales de l'acide phénique*.

peut-être pas à acquérir l'ouvrage, alors qu'un seul de ses chapitres aurait pour eux de l'importance. Des raisons semblables nous ont engagé à faire un tirage à part des articles consacrés à quelques maladies du bétail, qui intéressent particulièrement les agriculteurs et les vétérinaires, et un autre tirage des articles consacrés aux fièvres éruptives, et à quelques autres maladies usuelles les plus graves ou les plus fréquentes dont nous croyons avoir considérablement perfectionné le traitement. A l'aide de ce dernier tirage, les praticiens les plus modestes, qui se livrent exclusivement à la partie pratique de leur art, pourront, sans beaucoup de lectures, pour lesquelles le temps leur manque souvent, et sans dépense aucune, se mettre au courant des progrès les plus essentiels de la thérapeutique et en faire profiter leurs clients.

L'ouvrage dont cet opuscule est extrait a pour objet exclusif la curation des maladies au traitement desquelles l'acide phénique est applicable; c'est dire qu'il est sobre de discussions théoriques, à part celles qui ont trait à la grande doctrine parasiticide, point de départ de nos recherches, et base — suivant nous — de la pathologie et de la thérapeutique progressives. C'est dire, par avance, que ceux qui s'intéressent spécialement aux théories dermatologiques trouveront peu de développements sur ce sujet dans le présent opuscule. Nous n'avons pu céder, toutefois, au besoin de dire notre sentiment sur les tentatives opiniâtres de M. Bazin pour faire triompher la classification à laquelle nous avons déjà fait allusion; comme beaucoup d'autres, M. Bazin a fait en faveur de cette prétendue classification des efforts d'autant plus énergiques que la conception était plus mauvaise ; c'est ainsi que Beaumarchais s'est évertué toute sa vie à prouver que sa *Mère coupable* était un chef-d'œuvre et le *Mariage de Figaro* une bonne pièce, presque une pièce médiocre. Nous espérons, pour l'avenir de la dermatologie, que nos critiques trouveront de l'écho parmi les médecins ; si nos espérances se réalisent, nous pourrons nous étendre, dans une autre édition de cet opuscule, et sur les classifications dermatologiques et sur la pathologie de plusieurs maladies cutanées en particulier.

Nous désirons d'autant plus qu'il nous soit donné de publier cette seconde édition, que pendant la rédaction des pages qu'on va lire, notre savant fabricant de produits chimiques, M. E. Rousseau, est parvenu, à notre sollicitation réitérée, à réaliser une combinaison de soufre et d'acide phénique qui, d'après nos premiers essais, est appelée à rendre les services les plus signalés dans le traitement des maladies cutanées ; depuis longtemps la combinaison réalisée par M. E. Rousseau nous préoccupait, car diverses considérations nous faisaient présumer que l'association des deux puissants parasiticides, loin d'atténuer leurs propriétés, les accroîtrait ; malheureusement la combinaison a été longtemps cherchée en vain, et, ensuite, longtemps interrompue par les funestes événements qui ont fondu sur nous. Mais M. E. Rousseau a, enfin, surmonté tous les obstacles; et le produit nouveau, que nous désignons sous le nom d'acide *sulfo-phénique*, a déjà donné quelques résultats qui ont répondu à nos espérances.

Si nos essais ont eu jusqu'à présent peu d'imitateurs en France, — peut-être parce qu'on n'est jamais prophète en son pays, — ils ont été répétés sur plusieurs points à l'étranger, et répétés avec succès, comme on devait s'y attendre. Nous osons croire que les médecins français ne voudront pas se traîner plus longtemps à la queue du progrès ; il est grandement temps que nous reprenions la tête, aussi bien sous le rapport de la thérapeutique que sous tous les autres, si nous ne voulons pas voir notre malheureux pays tomber dans une décadence incurable.

Paris, août 1872.

AVIS.

Cet opuscule n'étant que la reproduction d'un chapitre de notre ouvrage, nous avons jugé inutile d'en changer les sous-titres et la pagination. Comme toutes les maladies cutanées y sont classées alphabétiquement, le lecteur ne sera pas embarrassé pour trouver ce qu'il cherche.

CHAPITRE TROISIÈME.

APPLICATIONS THÉRAPEUTIQUES SPÉCIALES DE L'ACIDE PHÉNIQUE.

SECTION PREMIÈRE.

MALADIES DONT LE PARASITISME EST DÉMONTRÉ.

Si la médecine avait été une science comme une autre, où l'on eût appliqué la règle qui prescrit de procéder du connu à l'inconnu, il y a longtemps que la doctrine parasitaire aurait été établie sur de telles probabilités, qu'elles auraient équivalu, pour ainsi dire, à une certitude. En effet, dès les premiers temps de la médecine, on a observé les plus gros parasites qui vivaient dans ou sur le corps de l'homme et des grands animaux; et, à mesure que la science ou plutôt le temps a marché, le nombre de ces parasites s'est accru de plus en plus, de façon à élargir, dans des proportions correspondantes, le tableau des symptômes morbides qu'on attribuait à leur présence, tableau que les médecins eux-mêmes ont parfois étendu bien au delà de ce que les faits permettaient. Composée d'abord et pendant longtemps de quelques animaux, la liste des parasites a compris bientôt quelques végétaux; et, aujourd'hui, le nombre des uns et des autres est déjà considérable. Cependant, de nouvelles recherches l'augmentent chaque jour, et la section des « parasites démontrés, » sous laquelle nous rangeons les faits matériellement acquis, au moment actuel, ne doit être considérée que comme un point de vue rétréci du vaste panorama qui embrassera un jour la pathologie médicale tout entière.

Nous n'avons pas à tracer l'histoire de chacune des maladies causées par tous les parasites aujourd'hui connus; puisque, ainsi que nous l'avons déjà dit plusieurs fois, nous n'écrivons qu'une étude thérapeutique de l'acide phénique et non un traité de pathologie générale ni même spéciale; nous nous bornerons, en conséquence, à quelques mots sur celles de ces maladies contre lesquelles l'acide phénique a été essayé ou devra l'être, et à quelques rapides considérations sur les parasites « démontrés » en général; sur quelques maladies seulement nous entrerons dans des détails que leur importance exigeait. Nous commencerons par les parasites animaux et nous étudierons ensuite les parasites végétaux.

I. — PARASITES ANIMAUX.

On les a divisés en *épizoaires* et en *entozoaires*. Les premiers vivent à la surface ou sur la peau des animaux; les seconds n'ont compris, d'abord, que les parasites qui vivaient dans le canal intestinal, les seuls que l'on connût; mais, plus tard, on a compris dans la même dénomination, tous les parasites qui vivent dans l'intérieur du corps, soit dans les intestins, soit dans les viscères, soit dans un tissu quelconque. C'est dans ce dernier sens que nous comprendrons le mot d'*entozoaires*.

A. — Épizoaires.

ART. I. — DE LA GALE (*Sarcopte — Acare*).

a. — Gale de l'homme. — Le traitement de la gale a reçu dans ces derniers temps, de MM. Bazin et Hardy, de tels perfectionnements, par l'application des anciens parasiticides, qu'il ne laissait rien à faire à l'acide phénique. Nous bornerions donc cet article à une simple mention du parasiticide de la gale, si nous n'avions un intérêt doctrinal à rappeler quelques particularités de ses mœurs, et si nous ne voulions mentionner les résultats obtenus avec notre grand parasiticide.

Le parasite que les médecins, y compris M. Bazin lui-même, continuent à appeler *acarus scabiei*, quoique M. Raspail ait démontré depuis longtemps qu'il appartient au genre sarcopte, ce que, du reste, ni M. Bazin ni les médecins en général n'ignorent, offre les caractères suivants : il est punctiforme, à peine visible à l'œil nu, long de 0^m, 33, large de 0^m, 25, mou, luisant, légèrement translucide, de couleur laiteuse, un peu rosée ; il porte sur son dos bombé des appendices cornés, coniques, de différentes dimensions ; ventre moins bombé que le dos, portant quatre paires de pattes, deux antérieures et deux postérieures, et où se trouvent des parties cornées auxquelles s'attachent les muscles ; l'un de ces muscles est médian, longitudinal, se divisant antérieurement en deux branches qui embrassent la première paire de pattes, et deux latéraux qui embrassent la deuxième paire. L'abdomen est sillonné de rides à peu près parallèles ; ses bords sont légèrement sinueux. Rostre antérieur petit, étroit, ovoïde, ayant deux poils à la racine ; à sa partie antérieure se trouve la bouche formée de deux mandibules oblongues assez fortes qui portent une sorte de pince à deux branches (*Forcipule didactyle*), et de deux mâchoires étroites avec des palmes très-fortes, pointues et triarticulées. Partie postérieure du corps très-obtuse, souvent échancrée vers le milieu. Membres courts, conoïdes, articulés, munis de quelques poils roides, plus ou moins longs, les antérieurs terminés par une partie très-déliée, droite, tubuleuse, qui offre au bout une pelote vésiculeuse ou ventouse (*ambulacre*), les postérieurs terminés par une soie longue, arquée, sans ventouse. — Le sarcopte est unisexué : les mâles, moins nombreux, plus plats, plus petits, plus vifs, manquent d'une partie des appendices cornés dorsaux ; l'appareil génital est situé vers la troisième paire de pattes. Un seul accouplement suffit à la fécondation. Les œufs ont au moment de la ponte le 1/3 du volume de l'animal. La femelle en pond ordinairement un par jour ; ils éclosent après 10 ou 12 jours. Le sarcopte chemine assez vite pour pouvoir parcourir en 10 minutes la distance de la main à l'épaule. Il vit dans de petits sillons qu'il se creuse sous l'épiderme à l'aide des organes qui arment sa bouche ; ce n'est ordinairement que le soir et la nuit qu'il travaille à ces galeries ; celles-ci ne communiquent jamais les unes avec les autres, et elles présentent, de distance en distance, de petits trous par où sont sortis les petits, et où s'est arrêtée sans doute la mère pour pondre les œufs ; sur le trajet des sillons se trouvent ordinairement, mais non toujours, des vésicules qui ne durent guère que 4 ou 5 jours; ce n'est pas dans ces vésicules, comme on l'a cru longtemps, que séjourne l'animal, mais bien à l'extrémité du sillon, dans une petite cavité qui se distingue par un point blanc; les mâles n'ont que cette petite cavité creusée près du sillon de la femelle; ils ne font point de sillons. — Les sarcoptes se tiennent de préférence aux mains, dans les intervalles des doigts, à la face antérieure des poignets et des avant-bras, aux seins et au ventre, chez la femme, aux malléoles et plus rarement dans quelques autres parties du corps. — Le sarcopte que nous venons de décrire ne paraît pas vivre sur d'autres animaux que l'homme; mais on en trouve sur les animaux d'autres qui en diffèrent très-peu, ainsi que nous le verrons dans un instant.

Le sarcopte est un des parasites qui trouvent le moins de constitutions réfractaires; on cite cependant des exemples de personnes qui ont couché avec des galeux et qui n'ont point contracté la gale; mais il est douteux que cette cohabitation ait duré assez longtemps pour que l'expérience soit décisive, et il est démontré, en tous cas, que, s'il existe des individus antipathiques ou réfractaires au sarcopte, ces individus sont pour le moins extrêmement rares. Mais s'il en est ainsi dans l'état de santé, il n'en est point de même dans l'état de maladie. On a souvent observé qu'une maladie intercurrente se déclarant chez un galeux suspendait les symptômes de la gale. Suivant quelques observateurs, les animaux périssent dans leurs gîtes; suivant d'autres, ils n'y sont qu'engourdis, et ils reprennent leur activité quand la maladie intercurrente est passée; suivant d'autres, enfin, ils désertent la peau du malade. Quelle que soit la véritable interprétation, ce qu'il y a d'intéressant, c'est que le corps humain, atteint de certaines maladies, n'est plus un terrain favorable à la vie et à la reproduction du sarcopte.

Le sarcopte de l'homme paraît pouvoir vivre sur plusieurs animaux; on cite des exemples de transmission de la gale de l'homme à des chevaux, à des dromadaires et même à des lions.

Le dernier perfectionnement du traitement de la gale opéré par M. Hardy, est formulé par lui ainsi qu'il suit :

Premier temps. — Friction générale avec une solution de savon noir pour bien nettoyer la peau.

Deuxième temps. — Bain simple pour ramollir l'épiderme.

Troisième temps. — Friction générale avec la pommade d'Helmerich modifiée par M. Hardy (axonge 300 gram., soufre 50 gr., sous-carbonate de potasse 25 gr.)

Une seule séance de ce traitement suffit pour guérir radicalement la gale; encore M. Hardy pense-t-il que le premier temps est le plus souvent inutile. Il faut seulement que la friction générale soit pratiquée bien complétement sur toutes les parties du corps, le cuir chevelu excepté, et assez vigoureusement.

Nous ne pensons pas que le traitement phéniqué puisse rivaliser de promptitude avec le traitement de M. Hardy; cependant nous ne croyons pas inutile de dire qu'il a produit des résulsultats excellents entre les mains de M. Mosétig, médecin de l'hôpital Rodolphe de Vienne, et de son collègue, M. le docteur Monti. Le premier de ces honorables et habiles confrères m'écrivait encore, à la date du 22 décembre 1871, qu'il guérissait radicalement la gale en quatre jours, ainsi que son collègue M. Monti, à l'aide de 3 frictions par jour, faites avec une solution de 1 d'acide phénique pour 15 de glycérine. M. Monti, qui a expérimenté sur des enfants, emploie une proportion d'acide moindre encore. Ce traitement est plus long, il est vrai, que celui de MM. Bazin et Hardy; mais il a l'avantage de ne causer aucune excitation et de n'être pas même désagréable au malade, car les frictions peuvent être très-douces.

M. Lemaire paraît avoir employé avec succès de simples lotions faites avec la solution suivante :

Eau.	750
Acide pyroligneux à 8°. . .	200
Acide phénique cristallisé. .	50

M. Lemaire pense que l'addition d'acide pyroligneux facilite la pénétration de l'épiderme par l'acide phénique. Trois lotions faites avec une éponge imbibée de cette solution, répétées à 24 heures d'intervalle, ont suffi pour guérir radicalement la gale; plusieurs sarcoptes extraits de leurs sillons et examinés au microscope ont été trouvés morts. Il rapporte huit cas de cette application de l'acide phénique, dont un aurait été vu par M. Bazin. Dans deux ou trois autres faits qui lui ont été communiqués par un confrère, les lotions ont été pratiquées avec une simple solution d'eau phéniquée à 2 p. 100, et ont produit le même résultat.

Nous pensons qu'un moyen plus commode encore et non moins certain serait de faire plonger le galeux dans un bain d'eau phéniquée à 1/2 ou 1 p. 100. Rien n'empêcherait de prolonger ce bain pendant une, deux ou même trois heures; nous croyons qu'au sortir du bain la cure serait parfaite. Cette méthode peut être recommandée à ceux de nos confrères qui auront l'occasion de traiter des galeux, occasion qui nous a manqué dans notre clientèle.

Si le sarcopte de l'homme, que nous avons décrit, paraît pouvoir passer et vivre sur les animaux, des sarcoptes propres à certains animaux, au chat, au cheval, au lama, au dromadaire, notamment, semblent pouvoir, à leur tour, passer et vivre sur l'homme. M. Hardy, à la vérité, conteste ce dernier fait ; il a constaté que les sarcoptes des animaux ne creusaient point de sillons sur l'homme, que les démangeaisons qu'ils causent sont guéries par des bains simples, et il en conclut qu'ils ne peuvent vivre qu'un temps limité sur la peau humaine. Ces raisons ne sont pas précisément péremptoires, car il se peut qu'il n'entre pas dans les habitudes des sarcoptes des animaux de tracer de sillons. Quoi qu'il en soit, ce qui paraît positif, c'est que la gale produite chez l'homme par le sarcopte des animaux est peu tenace et n'exige pas même l'emploi d'un parasiticide. Nous croyons, cependant, que la précaution d'une lotion ou d'un bain phéniqué serait, dans ces cas, commandée par la prudence.

b. — Gale des animaux. — Si l'occasion nous a manqué de traiter la gale de l'homme, nous avons eu plusieurs fois l'occasion de conseiller des frictions et des lotions phéniquées générales contre la gale du chien. C'est même à la suite de ces frictions que nous avons vu le train de derrière de ces animaux se paralyser parfois pendant plusieurs jours, mais jamais d'une manière définitive. On se rappelle les accidents, d'apparence si formidable, observés par le professeur anglais Brown, sur un chien qu'il avait frictionné; mais l'animal guérit de ces accidents et de la gale. Les frictions et lotions paraissent d'ailleurs avoir toujours produit le résultat désiré. M. Lemaire rapporte que M. Bourrel, vétérinaire à Paris, a également obtenu d'excellents résultats des lotions phéniquées; seulement l'exact et véridique narrateur parle de badigeonnages avec des solutions variant de 10 à 30 p. 100, ce qui jette un certain doute sur les faits dont il parle. Il mentionne aussi que M. Terreil, employé au Jardin des plantes, a guéri la gale des chiens, des loups, des chacals et des renards; mais la solution employée n'était que de 5 millièmes ou 1/2 p. 100. Enfin, il cite encore MM. Cloëz et Vulpian, qui ont guéri rapidement des chiens par des lotions avec l'eau phéniquée au centième. M. Guerrapain, vétérinaire, dit avoir guéri aussi très-rapidement, avec l'acide phénique, un chien atteint de la gale rouge, et qu'il avait traité en vain, depuis dix-huit mois, par des lotions et des pommades diverses.

ART. II. — DE LA CHIQUE OU PUCE PÉNÉTRANTE (*Pulex penetrans*).

Cet hôte incommode et parfois dangereux de l'homme s'attaque de préférence aux pieds, où il s'insinue sous les ongles ou dans le derme épais des talons. Plus petite que la puce ordinaire, la chique peut atteindre, à ce qu'il paraît, quand elle est gorgée de sang, jusqu'au volume d'une fève, et cause des accidents sérieux. Ce parasite ne s'observe que dans les contrées tropicales de l'Amérique. Nous ne sachions pas qu'on ait employé contre elle l'acide phénique; mais il nous paraît probable que des bains de pied prolongés avec une solution phéniquée surtout additionnée de vinaigre ne lui seraient pas moins fatals qu'aux sarcoptes.

ART. III. — DE LA PUCE VULGAIRE.

Nous n'avons sans doute pas à décrire les petites ecchymoses qui résultent des piqûres de puces, non plus que la sensation que fait éprouver cette piqûre elle-même. Ce sont là des phénomènes assez ou trop connus de tous. Il nous suffit donc de les mentionner. Nous ajouterons seulement que, lorsque les piqûres sont extrêmement nombreuses, elles peuvent déterminer des éruptions secondaires très-pénibles, sinon graves, comme on le voit chez les chiens tenus à l'attache et trop peu soignés.

Ce que nous disons du chien prouve que la puce n'est pas propre à l'homme; non-seulement les chiens, mais les renards, les chats, les lapins, les rats et même les taupes leur donnent asile; mais celles de ces derniers animaux ne nous paraissent pas être de la même espèce que la puce humaine et canine.

Des arrosages de la literie et des vêtements ou de la litière des animaux, avec de l'eau phéniquée, suffisamment répétés, chassent ou tuent le parasite; cependant les lotions de sublimé corrosif nous ont paru agir plus promptement; la poudre de pyrèthre a aussi des effets pour le moins aussi prompts. Ce que dit M. Lemaire, que l'acide phénique en solution saturée tue instantanément les puces, est absolument faux.

ART. IV. — DES POUX.

Il est sans doute inutile de décrire ces parasites, qui sont suffisamment connus, et dont on distingue chez l'homme trois espèces : le pou de la tête, le pou du corps et celui du pubis; ces trois parasites quoique fort semblables entre eux, les deux premiers surtout, ont cependant leur domaine spécial dont ils ne sortent pas, si ce n'est accidentellement et pour peu de temps. Le pou du corps, quand il vient à se multiplier dans des proportions considérables, produirait, d'après une foule d'auteurs, la *phthiriase*, affection parasitaire qui pourrait entraîner la mort, et l'aurait entraînée, notamment chez le roi d'Espagne Philippe II. M. Bazin ne croit pas à cette maladie et ne l'a jamais observée, même au degré le plus léger.

L'acide phénique ou du moins l'eau phéniquée arrive à détruire les trois espèces de poux, quand on répète suffisamment les frictions. Cependant je dois avouer que, contrairement à ce que dit avoir observé M. Lemaire, la puissance pédiculicide de l'acide phénique n'égale pas celle du bi-chlorure de mercure, et que même cette puissance ne va pas jusqu'à détruire les larves de l'animal, du moins celles du *pediculus capitis*. Nous avons vu pratiquer plus de 20 lotions bien faites, avec de l'eau à 2 et 3 p. 100 d'acide, sans que les larves (dites *lentes*) fussent tuées. La solution saturée ne parvient à les tuer qu'après plusieurs lotions.

On sait que les volatiles de basse-cour sont très-sujets à une petite espèce de poux que l'homme prend avec la plus grande facilité, quand il entre dans un poulailler. Il paraîtrait que des badigeonnages avec l'eau phéniquée débarrassent promptement les poulaillers de ces hôtes désagréables et nuisibles. Il n'est pas démontré que ces poux se maintiendraient et surtout se reproduiraient sur l'homme; en tous cas, quelques lotions phéniquées l'en débarrasseraient promptement.

Art. V. — du rouget.

M. Bazin, contrairement à M. Moquin-Tandon, ne considère pas cet acarien comme un parasite, parce qu'il vit habituellement dans les bois et qu'il ne se trouve qu'accidentellement sur l'homme. Ainsi que nous l'avons dit dans notre introduction, c'est là une très-mauvaise raison : en rejetant de la classe des parasites tous les animaux qui ne vivent qu'accidentellement sur ou dans nos tissus, on en retrancherait probablement les espèces peut-être les plus nombreuses et assurément les plus dangereuses, celles qui produisent ces graves maladies qui déciment les populations, en temps ordinaire et en temps d'épidémie. Le rouget est donc un véritable parasite, qui vit habituellement dans les bois, il est vrai, mais qui s'attache à la peau des promeneurs, particulièrement aux jambes, et y produit des démangeaisons insupportables. M. Lemaire dit que quelques lotions phéniquées suffisent pour éteindre ces démangeaisons ; nous n'avons pas été aussi heureux dans un cas où nous avons prescrit ces lotions; elles ont été insuffisantes, et il nous a fallu recourir à des bains phéniqués prolongés. Ces bains, plus faciles à préparer, moins coûteux et moins dangereux que ceux de sublimé, sont peut-être un peu moins prompts dans leur action que ces derniers ; mais ils devront néanmoins leur être préférés.

ART. VI. — DES TIQUES.

Ces arachnides vivent habituellement dans les bois et l'on peut leur appliquer les mêmes remarques qu'au précédent ; mais ils envahissent plus que lui la peau des animaux et même celle de l'homme, où ils causent de la démangeaison, ensuite de la douleur et même une inflammation qui n'est pas sans danger, si l'on ne parvient à les extraire avant qu'ils ne se soient profondément enfoncés dans les chairs. M. Lemaire rapporte que le savant professeur Gratiolet débarrassa promptement une chienne des tiques avec quelques lotions à l'eau phéniquée saturée. Nous ne sommes pas certain qu'on fût toujours aussi heureux, lorsque les parasites sont entourés et protégés par le bourrelet inflammatoire qu'ils provoquent autour d'eux ; mais nous pensons qu'avec des bains phéniqués prolongés, on parviendrait à les tuer. Chez les animaux, surtout chez les gros, les bains ne seraient pas applicables ; mais, comme chez eux on peut sans aucun inconvénient pratiquer la cautérisation avec une pointe de métal rougie, la destruction des tiques se fera toujours sans difficulté. Quand ces parasites ne se trouvent que depuis peu de temps sur la peau, leur arrachement est très-facile, et c'est alors le meilleur procédé, pourvu qu'ils ne soient pas très-nombreux, ce qui est le cas à beaucoup près le plus fréquent. M. Milne Edwards dit, il est vrai, les avoir vus si nombreux, parfois chez les chevaux et les bœufs, qu'ils faisaient mourir ceux-ci d'épuisement. Nous ne connaissons aucun vétérinaire ni aucun agriculteur qui ait jamais vu un fait semblable.

ART. VII. — DES PUNAISES.

Nous ne nous étendrons pas plus sur les punaises que nous n'avons fait sur les puces. Ce parasite, qui paraît encore plus cosmopolite que les puces, n'est pas moins connu, et n a pas plus besoin d'être décrit. Relativement au traitement, nous n'avons qu'à répéter les observations que nous avons faites à propos de la puce.

B. — **Entozoaires.**

On entend souvent par entozoaires les animaux qui vivent dans le canal intestinal de l'homme et de quelques autres animaux, c'est-à-dire ce que l'on connaît plus vulgairement par vers intestinaux ou helminthes. Cette acception n'est pas assez compréhensive, et l'on doit entendre aujourd'hui par entozoaires (de εντος, en dedans, et de ζωον, animal) tous les parasites animaux qui vivent dans l'intestin ou dans un organe quelconque d'un autre animal.

L'histoire pathologique des entozoaires, même à ne considérer que celle des helminthes, est une des plus intéressantes, des plus instructives qu'on puisse imaginer, et, quand on songe à la variété presque innombrable des manifestations morbides qu'on leur a attribuées, on est frappé d'étonnement que le tableau de ces manifestations n'ait pas servi à édifier sur une base inébranlable la doctrine parasitaire. Depuis la plus légère toux jusqu'à la consomption phthisique, depuis la simple démangeaison jusqu'à l'épilepsie, depuis les troubles les plus fugaces de la vision jusqu'à la cécité, il n'est rien qu'on n'ait mis sur le compte des vers intestinaux (voir, notamment, le remarquable travail de Mondière) ; ces effets, dont un grand nombre sont purement imaginaires, sont cependant, encore aujourd'hui, acceptés par beaucoup de médecins, si ce n'est par tous, et la doctrine parasitaire rallie avec peine quelques rares partisans !

Avant de passer à l'étude sommaire des divers entozoaires qui nous intéressent, il ne sera pas inutile de rappeler les quelques généralités de leur histoire qui touchent le plus directement à la doctrine parasitaire en général.

Un premier fait à noter, c'est que tous les animaux, depuis l'homme jusqu'aux reptiles et aux poissons, ont des parasites de l'intestin ou même d'autres organes; il est infiniment probable que les animaux invertébrés ne sont pas plus que les autres à l'abri des parasites.

Un deuxième fait, c'est que les diverses espèces d'un même genre d'entozoaires ne vivent pas indifféremment chez tous les animaux; chaque espèce, au contraire, vit presque toujours exclusivement sur un même animal ; quelques-uns seulement vivent sur plusieurs animaux à la fois ; encore, dans ces cas, y a-t-il un de ces animaux auquel ils s'attachent de préférence.

Non-seulement chaque entozoaire vit presque toujours sur un seul animal ; mais il vit le plus souvent sur un seul organe ou sur un seul système d'organes de cet animal : l'un vit dans l'intestin et même dans certaines portions de l'intestin ; l'autre dans le foie ; celui-ci dans le cerveau ; celui-là dans les muscles, etc., etc.

Les vers étant tous sujets à des métamorphoses, il arrive qu'ils vivent dans une de leurs phases sur un animal, et dans l'autre sur un autre, comme le mans vit dans la terre et le hanneton dans l'air.

Tandis que certains entozoaires sont, si l'on peut ainsi parler, cosmopolites, tels que le tænia, les lombrics, les oxyures, d'autres, à l'instar de la puce pénétrante, sont propres à certaines contrées, le bothryocéphale à l'Europe, l'anchylostome duodénal à l'Italie et à l'Égypte, la filaire de Médine aux régions tropicales, etc. Mais les vers cosmopolites comme les régionaux ont certaines localités qu'ils affectionnent particulièrement : le tœnia est plus fréquent en Abyssinie ; le bothryocéphale, en Russie, en Suède, en Suisse ; l'ascaride, dans les colonies (au moins parmi les nègres).

Certains entozoaires paraissent plus fréquents dans certaines saisons : M. Davaine croit avoir observé que les ascarides se développent plus particulièrement en automne.

Il est des vers qui sont plus particuliers à certains âges ; les oxyures et les ascarides lombricoïdes se développent de préférence dans l'enfance; le tænia, quoique appartenant à tous les âges, paraît plus fréquent à partir de l'âge adulte jusqu'à l'âge de retour.

En Syrie et surtout en Abyssinie, où le tænia est très-fréquent, la femme en est atteinte plus souvent que l'homme (dans la proportion de 3 à 2).

Certains états de la constitution, mais principalement la débilité, favorisent le développement de la plupart des vers, sinon de tous; l'alimentation débilitante ou insuffisante, ou les mauvaises digestions, ce qui, au fond, est tout un, ont le même effet. Nous connaissons une personne chez qui chaque affection morale triste trouble la digestion; quelques jours ou au plus quelques semaines après que les digestions sont troublées apparaissent des oxyures, qui ne disparaissent définitivement qu'après le rétablissement des digestions.

On a vu le développement des entozoaires prendre le caractère épidémique; ces épidémies paraissent avoir été beaucoup plus nombreuses dans les temps passés, mais qui ne sont pas encore bien loin de nous, qu'elles ne le sont aujourd'hui.

Certains entozoaires paraissent, pour ainsi dire, faire partie de la constitution normale de certains animaux (nous ne parlons pas seulement des spermatozoaires); ils séjournent indéfiniment dans les organes sans occasionner aucun trouble; cela s'observe surtout chez les animaux à sang froid; d'autres, au contraire, provoquent, soit peu de temps après leur développement, soit, ce qui est le cas le plus fréquent, plus ou moins longtemps après, des symptômes tantôt légers, tantôt graves, et même mortels.

Nous avons déduit, dans notre introduction, les conséquences qui découlent de ces faits, aussi intéressants en eux-mêmes qu'importants pour la doctrine et la thérapeutique; nous n'avons pas à y revenir ici; mais nous devions les constater avant de parler de chaque parasite entozoaire en particulier.

ART. — VIII. — DES ACÉPHALOCYSTES.

Ces vers, ainsi nommés en 1804 par Laennec, se développent soit dans les cavités splanchniques, soit dans le tissu même des organes. Ils sont renfermés dans une poche ou vessie ou kyste à laquelle ils n'adhèrent point. Ils produisent assez rarement des symptômes de réaction; et leur diagnostic est, ainsi, le plus souvent impossible. Il est douteux que l'acide phénique pût les atteindre avec assez de force pour les faire périr, à moins cependant que l'on n'eût recours aux injections sous-cutanées.

Art. IX. — De l'anchylostome.

Ce parasite, qui a pour habitat le duodénum, et qui s'observe en Égypte, aux îles Comores et dans plusieurs autres contrées chaudes, surtout en Italie, n'a pas, que nous sachions, été traité encore par l'acide phénique ; mais il nous paraît probable, vu la facilité de faire arriver sur lui une grande quantité de sirop à l'acide phénique, que cette solution le détruirait assez promptement.

Art. X. — Des ascarides.

a. — *Ascaride lombricoïde.* — Ainsi nommé, à cause de sa ressemblance avec le lombric terrestre, si connu de tout le monde. Il habite presque constamment le petit intestin ; très-exceptionnellement, on le trouve dans les reins et dans la vessie. Il est fréquent chez les enfants, rare chez les adultes, où cependant on l'observe quelquefois, chez les individus faibles, encore jeunes, ou qui se nourrissent de substances exclusivement ou presque exclusivement végétales. Nous ne sachions pas qu'on ait employé contre ces vers les préparations phéniquées ; mais nous pensons qu'en raison de son volume, d'une part, et de son habitat, de l'autre, il sera assez difficile de le détruire, à l'aide de l'acide phénique : pour y parvenir, il faudra, dans tous les cas, continuer probablement pendant longtemps l'usage du sirop à l'acide phénique, à la plus forte dose que le malade pourra supporter.

b. — *Ascaride* ou *oxyure vermiculaire.* — L'oxyure vermiculaire, beaucoup plus petit que l'ascaride, vit dans la partie inférieure du rectum, où il cause des démangeaisons, parfois extrêmement pénibles, et paraît même, d'après un grand nombre d'auteurs, pouvoir déterminer des convulsions graves ; quelquefois il peut traverser l'anus, se répandre sur le scrotum et surtout sur la vulve chez les petites filles, où il détermine des symptômes extrêmement incommodes. C'est un parasite spécial à l'enfance et aux personnes adultes débilitées par une cause quelconque et particulièrement par les mauvaises digestions ou des affections morales tristes qui, elles-mêmes, troublent les fonctions digestives.

Un quart de lavement avec de l'eau phéniquée au centième, et que l'on garde, détruit instantanément les oxyures; mais leurs larves, qui se présentent sous forme de petits grains de semoule, très-blancs, résistent davantage; les vers se reproduisent au bout de quelques jours, et, pour en triompher définitivement, il faut prendre des lavements, pendant 8 à 10 jours de suite, même quand on n'éprouve aucun symptôme qui indique la présence du parasite. En procédant ainsi, le résultat est absolument certain. Le traitement phéniqué est, ici, infiniment supérieur à tout autre.

Art. XI. — du bothryocéphale.

C'est une espèce du genre des *tænioïdes* dont nous parlerons à l'article *tænia*.

Art. XII. — du cœnure.

La seule espèce de ce genre que l'on connaisse habite rarement le cerveau du bœuf et ordinairement le cerveau du mouton, où il produit la maladie vertigineuse connue sous le nom de *tournis*, maladie à symptômes des plus remarquables, et qui se termine, abandonnée à elle-même, constamment par la mort, laquelle survient d'habitude par marasme et paralysie. Le cœnure attaque beaucoup plus souvent les jeunes animaux que les adultes. On s'accorde à reconnaître qu'une nourriture et des causes débilitantes en favorisent le développement. Tous les traitements qu'on lui a opposés n'ont produit aucun résultat positif. Il est douteux que le traitement phéniqué fût plus efficace. Cependant, il nous semble rationnel de le tenter; il n'est pas impossible que les injections sous-cutanées à forte dose et longtemps continuées parvinssent à le détruire; mais il resterait à savoir ce que le cadavre du ver, devenu corps étranger, produirait dans un organe aussi délicat que le cerveau. — L'origine et les métamorphoses de ces vers offrent le plus grand intérêt. Il en sera question à l'article tænia.

ART. XIII. — DES CYSTICERQUES.

Ces vers vésiculaires, fréquents chez le cochon, où ils constituent la maladie connue sous le nom de ladrerie, peuvent se développer aussi quelquefois sur les organes de l'homme ; mais ils n'y déterminent pas habituellement des phénomènes réactionnels sensibles. Tout récemment, le Dr Lancereaux a présenté à l'Académie une femme offrant sur toutes les parties du corps une foule de petites tumeurs sous-cutanées, roulant sous le doigt, au centre desquelles une ponction permettait de faire sortir un liquide dans lequel se trouvait un ver vésiculaire. La femme avait toutes les apparences de la santé, et n'éprouvait aucune incommodité de la présence de ces nombreux hôtes dans le tissu cellulaire et probablement dans d'autres organes. Il sera question des transformations de ces vers à l'article tænia. Toutes les médications sont impuissantes contre la ladrerie du porc. Il en serait probablement de même de la médication phéniquée. C'est une tentative à faire.

ART. XIV. — DU DISTOME OU DOUVE DU FOIE.

Ainsi que son nom l'indique, ce ver se rencontre dans le foie, non pas dans le tissu, mais dans la vésicule et les conduits biliaires ; il est rare chez l'homme, mais assez fréquent sur les mammifères domestiques, surtout chez la brebis. On a distingué récemment deux espèces de ce ver, l'une *Distoma hepaticum*, de 20 à 30 mm. de long sur 4 à 12 de large (à l'état adulte), l'autre, le *Distoma lanceolatum*, de 5 à 10 mm. de long sur 2 de large. Enfin, on en a rencontré, une fois, une autre espèce plus petite dans l'œil humain, chez un enfant, entre le cristallin cataracté et sa capsule. Ces vers ne décèlent leur présence par aucun symptôme spécial, même quand ils se trouvent en grande quantité dans les conduits biliaires ; on n'a donc à leur opposer, dans l'immense majorité des cas, aucun traitement.

Art. XV. — du dragonneau ou ver (filaire) de Médine.

Ver dont l'organisation est encore l'objet de doutes et d'opinions diverses ; on ne l'observe pas en Europe.

Art. XVI. — de l'échinocoque.

Les échinocoques sont de petits vers globuleux, ressemblant a de petits grains de sable blancs ; ils sont contenus en grand nombre dans une grande vésicule membraneuse, mince, remplie d'un liquide limpide dans lequel flottent en partie les parasites, et renfermée elle-même dans une seconde poche ou kyste, à parois résistantes. C'est surtout dans le foie et dans le tissu de quelques autres viscères que se développent les échinocoques ; on les a trouvés chez l'homme, le singe, les porcs, les bœufs, les chameaux et les chèvres. Dans tous ces animaux, ce paraît être la même espèce qu'on rencontre.

Les échinocoques ne se sont révélés par aucun symptôme particulier pendant la vie, et aucun traitement n'a été dirigé contre eux. Leur petit volume permet de présumer que l'acide phénique leur serait fatal.

Art. XVII. — de l'ophiostome.

On ne cite qu'un cas de développement de ce ver dans l'espèce humaine, observé par Hipp. Cloquet. On peut donc considérer son existence comme douteuse. Son terrain de prédilection est dans les chauves-souris, les phoques et les coryphènes.

Art. XVIII. — du strongle.

Ce ver est remarquable par son cosmopolitisme, si l'on nous permet ce mot : il vit à la fois sur les mammifères, les oiseaux et les reptiles. L'espèce la plus remarquable, le *Strongylus gigas* (Strongle géant), vit dans le rein de l'homme, du chien, du loup, du renard, du cheval, etc. Il acquiert jusqu'à trois décimètres de long, quelquefois davantage. Les malades qui en sont atteints éprouvent souvent des symptômes graves du côté des reins, et ils rendent quelquefois par les urines de petits strongles. On pourrait essayer contre ce ver les injections phéniquées hypodermiques; nous n'oserions promettre qu'elles réussiraient; mais nous ne croyons pas qu'on puisse conseiller de médication plus appropriée. Peut-être favoriserait-on l'action de l'acide phénique en administrant concurremment un diurétique tel que l'eucalyptus, qui aurait pour effet de faire traverser le rein par une plus grande quantité d'acide phénique; car on se rappelle que cet acide est surtout éliminé par les voies respiratoires.

ART. XIX. — DU TÆNIA.

Par sa forme, par les recherches dont il a été l'objet, par les curieuses particularités de son histoire, par sa fréquence dans certaines contrées et par la gravité des symptômes qu'il occasionne, le tænia est le roi des Helminthes. Nous devons le déclarer tout d'abord: l'acide phénique n'a pas encore eu de grands succès contre le tænia; mais ses insuccès mêmes, dans ce cas, nous paraissent instructifs et favorables à la médication phéniquée rationnellement comprise, de même que l'histoire du parasite est instructive pour la doctrine parasitaire, et l'éclaire d'une vive lumière; nous rappelons donc, en quelques mots, les points essentiels de cette histoire.

Le nom de Tænia (de ταινια, ruban) a été donné à un genre de vers allongés en longues bandes rubanées, composées d'un grand nombre d'articulations. Mais, chose bien remarquable, et non moins honorable pour la mémoire de Linné, ce grand naturaliste et d'autres naturalistes du siècle dernier comprenaient, sous le nom de tænia, les Botryocéphales, et surtout en rapprochaient des vers qui, par leur forme, paraissaient en être aux antipodes, les cysticerques, les échinocoques et le cœnure cérébral. Les successeurs de Linné séparèrent complétement les vers vésiculaires des tænias, et firent de ces derniers une famille distincte, sous le nom de *Cystoïdes* ou *Tænioïdes*, composée du vrai tænia dont tout le monde connaît la forme, et de plusieurs autres espèces, de forme analogue. Mais sous cette forme même, les tænioïdes forment deux tribus nombreuses dont toutes les espèces sont incomplétement connues, ce sont les *tænias* proprement dits et les *Botryocéphales*. Les premiers habitent l'intestin des mammifères, des oiseaux et plus rarement des reptiles; les seconds vivent presque tous dans l'intestin des poissons. Le corps des tænioïdes a parfois plusieurs mètres de long ; ils n'ont ni bouche ni anus et se nourrissent par imbibition. Les anneaux dont se compose le corps de cet animal, quoique réunis ensemble, ont une vie d'autant plus indépendante qu'ils sont plus anciens ; le dernier anneau, du côté de l'extrémité caudale, le plus ancien, se détache de temps en temps, comme s'il était arrivé à maturité; cet anneau ou *article* est parcouru par quatre canaux longitudinaux, ramifiés, et porte un appareil androgyne s'ouvrant à l'extérieur par divers orifices; après fécondation, l'appareil génital s'atrophie et une grande quantité d'œufs se répand dans l'intestin ou est rejetée à l'extérieur avec les débris de l'article, qui ne tardent pas à se désorganiser. Ces œufs résistent à un grand froid, à une grande chaleur, à l'humidité et à la sécheresse, et conservent pendant très-longtemps la faculté germinative. Ceux qui sont restés dans l'intestin s'y développent quelquefois, s'allongent et deviennent de véritables tænias ; mais le plus souvent, les œufs expulsés avec les fèces passent avec les aliments dans le corps de divers animaux, voire même de l'homme. Arrivés dans l'intestin, ils s'y développent à l'état de petites larves, pénètrent dans les parois intestinales, les perforent, cheminent à travers les tissus où ils s'arrêtent, qui dans le foie, qui dans le cerveau, qui dans le tissu cellulaire, etc. Là ils s'enkystent et forment les vers vésiculaires, cysticerques, cœnures, échinocoques. Ceux-ci périssent souvent dans le lieu où ils se sont fixés et développés; mais, de temps en temps, ils passent à leur tour, avec les aliments où ils se trouvent encastrés, dans le canal intestinal des animaux, et là, ils redeviennent le tænia d'où ils tirent leur origine.

On suppose que les botryocéphales éprouvent les mêmes métamorphoses que les tænias ; mais leurs larves sont encore inconnues. Il paraît établi seulement que certains organismes inférieurs, en passant du corps de certains poissons dans celui de poissons plus gros, révèlent successivement des caractères qui les rapprochent de plus en plus des tænioïdes et deviennent des botryocéphales, dans le dernier poisson qui s'est repu de la dernière proie.

Rien, assurément, n'est plus curieux que cette étrange migration, que ces étranges métamorphoses, et rien n'ouvre à l'imagination un plus vaste horizon, pour comprendre et expliquer toutes les particularités les plus variées de la pathologie humaine et comparée, et en particulier de l'étiologie. C'est surtout à Siebold, Küchenmeister, Leuckart et Van Beneden qu'on doit la connaissance précise des faits que nous venons de résumer sommairement, et que l'illustre Linné avait, pour ainsi dire, devinés, en rapprochant des tænias les vers vésiculaires.

L'intestin de l'homme sert d'asile à deux espèces de tænias désignés, l'un sous le nom de *tænia solium*, et l'autre sous le nom de *tænia lata*, qui n'est que le botryocéphale. L'un et l'autre, en raison de ce qu'ils sont souvent, mais non toujours, uniques, ont été appelés ver *solitaire*. Avant qu'on connût la particularité de la séparation des articles *mûrs*, on en avait fait une espèce de vers sous le nom de vers *cucurbitaires*, à cause de leur ressemblance grossière avec les semences de certaines cucurbitacées. Il existe beaucoup d'autres espèces de tænia qui n'ont pas encore été bien étudiées. M. Leuckart a appelé récemment l'attention sur un nouveau tænia, le T. *mediocanellata*, qui proviendrait d'un cysticerque vivant dans les muscles du bœuf et du veau, circonstance qui serait de nature à rendre très-réservé sur la consommation du rosbif cru ou à peine cuit. Nous ne voyons pas cependant que les médecins anglais aient rien observé qui justifie cette crainte.

Les tænias proprement dits sont à peu près exclusifs aux carnassiers, et le botryocéphale aux herbivores ; l'homme, en qualité d'omnivore, et peut être aussi le singe, ont le privilége de nourrir les deux espèces, quoique le tænia vrai soit à beaucoup près le plus fréquent dans le genre homme.

La Syrie, l'Egypte, l'Abyssinie sont, avons-nous dit, la terre de prédilection des tænias; il paraît cependant établi que les mahométans, qui s'abstiennent de manger de la viande crue, n'en sont pas plus atteints que les Européens, ce qui mettrait tout à fait hors de doute l'opinion, très-accréditée, que le tænia de l'homme et des carnassiers est dû à l'usage de la viande crue.

Les tænias, dans toutes les espèces, habitent presque constamment et exclusivement l'intestin grêle.

Nous n'avons aucun intérêt à rappeler, ici, la symptomatologie du tænia ni son traitement, aujourd'hui, fort heureusement, efficace et connu. Ce traitement, toutefois, malgré son efficacité presque constante, est loin de réaliser tout ce qu'on peut désirer; il est extrêmement pénible, au point même, quelquefois, que les malades ont de la peine à le supporter. La médication phéniquée réaliserait donc un progrès marqué, si elle parvenait à détruire, à l'aide d'une simple boisson (eau, sirop ou vin phéniqué, etc.) le tænia. Malheureusement les tentatives que j'ai faites n'ont pas encore été couronnées de succès. M. Lemaire dit également avoir traité un cas de tænia et avoir éprouvé un échec; la malade, dans ce cas, a été guérie par la décoction d'écorce fraîche de racine de grenadier. Dans le cas unique que nous avons observé, nous avons dû aussi recourir aux tænicides classiques.

Art. XX. — des trichines.

Si la doctrine parasitaire avait eu besoin d'un supplément de preuves, la découverte des trichines serait arrivée à propos pour le lui fournir. Les faits qui crèvent les yeux de tout le monde sont, en effet, ceux que les chercheurs de quintessence n'aperçoivent pas. Sans doute un tænia, à la rigueur même un sarcopte, peuvent occasionner les symptômes qu'on observe, quand on constate leur présence. Mais quelle distance entre la gale et la fièvre typhoïde ou le charbon ! Le moyen de supposer qu'un ensemble de symptômes aussi graves, aussi soudains, d'une marche aussi rapide, puissent être dus à la présence d'êtres qu'aucune observation, du reste, ne permet de constater. Les trichines sont venues à propos pour rendre la transition plus douce, et pour mener en quelque sorte l'esprit le plus torpide, de l'énorme tænia rubané à l'imperceptible nématoïde trichine.

Quand on vit la trichine pour la première fois, on connaissait déjà les métamorphoses du tænia; on la considéra comme la larve d'un autre ver; mais un examen attentif ne tarda pas à montrer que, malgré son enkystement qui la faisait ressembler aux larves du tænia, elle formait un ver complet, pourvu de tous les organes, y compris les organes sexuels.

La trichine est donc enkystée; le kyste qui l'enveloppe est formé par une petite vésicule elliptique de 1/5 à 1/3 de millimètre dans son plus grand diamètre, obtuse à chaque extrémité et composée de deux couches; la première est formée du tissu de l'animal malade et enveloppée d'un réseau vasculaire; la seconde appartient au parasite. Chaque kyste contient un ou deux individus, rarement trois; le ver est long de 1/3 à 1/2 millimètre et épais d'environ 3 centièmes de millimètre; il est roulé en spirale et forme 2 ou 3 tours, rarement 4. L'extrémité céphalique est obtuse, sans aile ni renflement, avec bouche terminale nue, à l'entrée de laquelle se montre une papille qui disparaît ensuite; le corps, filiforme, s'atténue en arrière, et se termine par une extrémité caudale obtuse; œsophage très-long; rudiment d'organes sexuels autour du tube digestif.

La trichine qu'on a appelée spirale (*trichina spiralis*), en raison de son attitude, se rencontre quelquefois en nombre considérable au milieu des muscles, particulièrement ceux de la vie animale. Elle se développe de préférence chez les individus amaigris, affaiblis par des privations; on l'a surtout rencontrée sur le porc et le chien; l'alimentation avec la viande crue ou imparfaitement cuite, ou fumée, introduit l'animal dans les organes de l'homme, où il se développe abondamment et y provoque des symptômes d'apparence typhoïque, qui peuvent entraîner assez promptement la mort; l'autopsie d'un individu qui avait ainsi succombé, à la suite d'une alimentation avec de la viande de porc trichinée, a permis à Virchow de constater que les muscles étaient farcis d'une innombrable quantité de trichines. Le même observateur ingéra de la chair trichinée dans l'estomac de plusieurs lapins, et il put observer que les trichines passent dans l'intestin; elles sont unisexuées au moment de l'ingestion; elles se multiplient d'abord par gemmiparité; puis, au bout d · 3 ou 4 jours, les sexes deviennent distincts, les œufs sont fécondés, et les nouveau-nés traversent les parois intestinales en pénétrant à travers les cellules épithéliales, et se rendent dans divers organes. On en trouve dans les ganglions mésentériques, en quantité considérable, dans les cavités séreuses, puis, enfin, dans les muscles; au bout de trois semaines, ils sont arrivés à un degré de développement à peu près semblable à celui des individus ingérés. A mesure que les parasites se développent et se multiplient dans les muscles, le tissu musculaire s'atrophie; ils produisent une irritation qui donne lieu à l'enveloppe externe du kyste; enfin, plus ou moins longtemps après la formation des kystes, se développent souvent les phénomènes typhoïques d'où peut résulter la mort.

Zenker a le premier observé une épidémie de trichines dans les environs de Dresde, provenant de la viande d'un seul porc.

La *trichinose* ne paraît pas être rare en Allemagne; quelques auteurs disent même qu'elle y est fréquente. On n'en a pas encore observé, que nous sachions, en France, en Espagne, ni en Italie.

La viande trichinée peut rester plusieurs semaines dans l'eau sans que les trichines périssent; mais un boucanage suffisant les détruit toutes sans exception. La viande très-bien fumée peut donc être consommée crue sans danger; mais le plus sûr est de la faire cuire.

La *trichinose* (maladie produite par les trichines) n'a pas encore été reconnue assez souvent sur le vivant pour qu'on ait pu constituer et expérimenter un traitement. Le cas échéant, nous croyons que, vu le volume du parasite, l'acide phénique en solution ou en sirop et en injections sous-cutanées, aurait beaucoup plus d'efficacité que contre le tænia. L'action de l'acide phénique sur les oxyures nous paraît donner beaucoup de fondement à notre présomption. Les oxyures sont, il est vrai, plus faciles à atteindre et à mettre en contact avec le parasiticide; mais les trichines sont beaucoup moins volumineuses que les oxyures, et il est permis de supposer que la dose d'acide nécessaire pour les tuer est beaucoup moindre, et que, par conséquent, celle que l'absorption gastro-intestinale et cellulaire conduira jusqu'au kyste parasitaire sera suffisante. A l'expérience à décider en dernier ressort.

II. — PARASITES VÉGÉTAUX.

Les parasites végétaux jouent, quant à présent, dans la pathologie humaine et même dans la pathologie des mammifères, un rôle beaucoup moins important que les parasites animaux. Ceux qui sont connus établissent, en effet, leur siége presque exclusivement dans la peau, où ils causent des maladies, aujourd'hui parfaitement déterminées. Il n'y a donc guère, jusqu'à présent, que des parasites *épiphytaires* (par opposition à *épizoaires*). Nous dirons cependant un mot des autres, des *endophytaires*, ne fût-ce qu'en vue de l'avenir.

A. — Épiphytaires.

Le parasitisme cutané n'était, pour ainsi dire, pas connu, il y a quelques années; il comprend aujourd'hui plusieurs maladies des plus importantes.

Embrassera-t-il un jour toute la pathologie cutanée? Cela nous paraît infiniment probable, pour ne pas dire certain; aussi n'est-ce pas sans un grand étonnement que nous avons lu dans l'ouvrage d'un médecin qui a contribué très-méritoirement à l'extension de la doctrine parasitaire, les lignes suivantes :

« Peut-être quelques esprits rêveurs sont-ils disposés, aujourd'hui, à voir des champignons dans toutes les affections, dignes émules de Raspail, qui, vous le savez, admet, dans toutes les maladies, des animaux parasites auxquels il attache une importance capitale. Tenez-vous toujours dans une grande prudence en présence de doctrines entachées d'une si évidente exagération; mais n'allez pas, non plus, vous jeter dans un excès contraire, et, par une crainte exagérée du morbidisme végétal, nier jusqu'à l'existence des végétaux parasites. Vous êtes entre deux écueils qu'il faut savoir également éviter. » (Bazin, *des Affections cutanées parasitaires*, Paris, 1862, p. 10).

M. Bazin ne signale que deux écueils; il n'en a pas aperçu

un troisième, qui est le plus dangereux de tous, car c'est celui contre lequel échouent tous les esprits médiocres, qui veulent atteindre des sujets hors de leur portée, et qui, incapables de poursuivre la vérité jusque dans les limites extrêmes des doctrines et des théories scientifiques, font consister — par nécessité — la sagesse à se maintenir dans le milieu où se trouve constamment un mélange d'erreur et de vérité à la portée du commun des martyrs. Pour parler de l'*évidente* exagération de ceux qui croient au parasitisme de toutes les maladies — nous parlons des maladies dites médicales ou internes — il faut ou ignorer le sens du mot évidence (1), ou parler sans réfléchir à ce que l'on dit. Quant à nous, nous ne dirons pas que le parasitisme de toutes les maladies de la peau est *évident* ; mais nous n'hésiterons pas à dire qu'il est au moins infiniment probable, et nous nous en référerons, pour la démonstration de cette probabilité, aux preuves que nous avons accumulées dans notre introduction. C'est par suite de cette croyance et aussi par cette considération, qui a frappé tous les dermatologistes, que les vraies maladies de la peau, les *dartres*, ont entre elles les liens les plus étroits, que nous les passerons ici toutes en revue,

(1) Il est fâcheux qu'un observateur qui a su rendre, comme M. Bazin, de signalés services à la cause du parasitisme, ne sache pas toujours éviter des excès qui pourraient passer pour une véritable débauche de langage, s'il ne paraissait plus rationnel de les attribuer aux écarts trop naturels de l'improvisation. « *N'est-ce point une honte*, dit-il, pour notre époque, qu'il faille, aujourd'hui encore, cent ans après Turner, discuter cette doctrine absurde de la génération spontanée? » Et, aussitôt après avoir prononcé l'anathème, M. Bazin rappelle que la doctrine qu'il condamne, soutenue par M. Pouchet, — et par bien d'autres, aurait-il pu ajouter — a été discutée dans un savant rapport, par des hommes comme MM. Brown-Sequard, Balbiani, Broca, Berthelot, Dareste, etc., tous hommes qui, si l'on en croyait M. Bazin, seraient *la honte* de notre époque! M. Bazin, malgré la rigueur de sa sentence, n'est même pas bien au courant de la question, car Doyère n'a jamais attaqué vivement, comme M. Bazin le dit, la doctrine de la génération spontanée; il a seulement contesté, avec raison suivant nous, que les expériences de M. Pouchet fussent concluantes; c'est aussi ce qu'a fait la commission composée des hommes distingués que nous venons de nommer et de quelques autres encore. Nous croyons que M. Bazin a raison de n'être point partisan de la génération spontanée ; mais il faut être habitué à une grande intempérance de langage pour qualifier comme il le fait les partisans de cette doctrine, dont plusieurs, sans en excepter M. Pouchet, sont des esprits d'un autre portée que M. Bazin. Quant à l'autorité de Turner, que M. Bazin a l'air de considérer comme infaillible, elle ne saurait peser du moindre poids dans la question, pas plus que les arguments qu'a rassemblés M. Bazin, qui ne sont que des lieux communs, n'ayant même plus le mérite de la sentimentalité.

quoique le parasitisme de la plupart d'entre elles ne soit pas encore démontré et ne soit pas même soupçonné par des parasiticides comme M. Bazin, à plus forte raison par les traînards, comme M. Devergie, qui en sont encore à contester que la gale soit produite par le sarcopte. Il y a pourtant des liens beaucoup plus intimes entre certaines maladies de la peau qu'entre certaines autres ; mais ne pouvant, dans un ouvrage de la nature de celui-ci, entrer dans de longs développements pathologiques, qui ne seraient pas directement liés au but que nous poursuivons, nous rangerons simplement par ordre alphabétique les maladies dont nous croirons utile de dire quelques mots.

ART. Ier. — DE L'ACNÉ ET DE LA COUPEROSE.

Si nous n'avions pris la résolution dont nous venons de parler, de nous abstenir de toute discussion de pathologie cutanée, nous pourrions en entamer une, dès les premières lignes consacrées à la dermatologie. Nous avons expliqué pourquoi nous devions nous en abstenir. Nous dirons seulement, à propos de l'acné, mais pour n'y plus revenir, car la même remarque pourrait se renouveler à propos d'une foule de maladies cutanées, que les dermatologistes n'ont pas donné des preuves d'idées bien saines en pathologie générale, quand ils ont traité de l'acné, et nous n'en devons pas excepter — moins encore que les autres peut-être, — les plus modernes, y compris M. Bazin, qui est celui autour duquel il se fait le plus de bruit depuis quelques années. Dans les travaux de M. Bazin — abstraction faite de ses recherches parasitaires, qu'il n'a malheureusement pas poursuivies avec assez d'activité — on sent, plus encore qu'on ne le voit, un embryon d'idée; mais il n'a pas été assez fort de constitution pour la porter à terme, et il a avorté d'un produit monstrueux, qui présente des aspects comme le suivant, par exemple : « *Nous admettons deux* ESPÈCES d'*affections cutanées,* » [dont la distinction est de la plus haute importance]; une *espèce* donnée se compose d'une *affection simple*, d'une *affection propre* ; l'autre *espèce* se compose d'un *genre* qui comprend plusieurs *espèces !* Et pour prendre d'un de ces *genres,* (qui sont des *espèces*), du *genre* acné, par exemple, les espèces qu'on pourrait dire secondes, nous trouvons, entre autres, l'espèce *scrofuleuse*, l'espèce dite *arthritique* — étrange mot au moins, sinon étrange chose — et l'espèce *syphilitique*; trois espèces — remarquez le bien — dont la réunion compose un genre, à peu près à la manière dont un *genre* serait composé de l'*espèce âne*, de l'*espèce vie* et de l'*espèce hanneton*. A la vérité cette histoire naturelle ou cette classification fantastique ne signifie rien autre chose, sinon que la forme de lésion anatomique désignée sous le nom d'*acné* peut dépendre de causes fort différentes; mais, pour exprimer cette idée si simple, pas n'est besoin de dire comme le bourgeois d'impérissable mémoire : « Mourir me font, belle marquise, vos yeux d'amour! » Il faut écrire tout bêtement : la forme anatomique morbide dénommée *acné* peut être produite par plusieurs causes, par la cause qui engendre la scrofule, par celle qui engendre la syphilis, etc.; après quoi il ne reste plus qu'à le prouver.

Parmi ces causes, y en a-t-il une qui soit un parasite? « M. Simon, dit M. Bazin, a découvert dans la matière sébacée un acare décrit aujourd'hui par tous les naturalistes sous le nom de *demodex;* mais doit-on admettre que cet acare est la cause de l'acné! Si nous en croyons notre expérience, le demodex ne s'observerait que dans les follicules sébacées à l'état sain. Le parasite ne se développerait-il donc que dans les glandes sébacées à l'état normal? Dans ce cas, il ne jouerait pas un rôle considérable dans la production des affections pathologiques de la peau. » (Bazin, *Leç. sur les affect. génériques de la peau*, p. 260). Si M. Bazin avait toujours raisonné ainsi, il n'y aurait pas grand' chose à reprendre à sa logique; on pourrait tout au plus lui reprocher sa parenté avec celle de M. de La Palisse. Malgré son expérience, M. Bazin croit que de nouvelles recherches sont nécessaires pour résoudre « cette intéressante question. »

Ayant ainsi discuté la question d'un parasite animal, M. Bazin examine ensuite celle d'un parasite végétal. « M. Hardy, dit-il, a écrit qu'il avait observé un végétal dans la matière sébacée de l'acné; mais qu'il n'avait pu le ranger dans aucune des classes admises de nos jours; nous pensons qu'aujourd'hui il a complétement abandonné cette opinion, émise d'ailleurs principalement dans le but d'expliquer la contagion de l'acné varioliforme. » — Voilà une étrange confidence que nous aurions bien voulu entendre de la bouche de M. Hardy lui-même. Que l'on croie, comme nous le faisons nous-même, à l'existence d'*un parasite quelconque*, dans toutes les maladies contagieuses, parce que nous ne pouvons nous expliquer autrement la contagion, cela se conçoit, cela doit être; mais que, pour expliquer une contagion en particulier, on *invente* de toutes pièces un parasite végétal spécial, qui ne ressemble à aucun autre, cela nous paraîtrait un peu fort d'invention, et nous aimons à croire que M. Bazin a donné carrière à son imagination, aux dépens d'un collègue, qui, fort heureusement pour lui, n'a pas la réputation de se livrer à des créations comme celle que lui prête M. Bazin. Quoi qu'il en soit, voilà donc l'acné attribuée à deux parasites dont l'un végétal; ce serait un de trop, si l'acné était une maladie spécifique, c'est-à-dire, plus simplement, une maladie ou peut-être une affection, comme pourrait dire M. Bazin, qui a encore émis à ce sujet des idées qui ne sont pas absolument limpides et encore moins absolument saines. Mais comme il est fort possible, probable même, que toutes les formes ou plusieurs des formes de l'acné sont dues à des causes différentes, il n'y aurait rien de bien étonnant que ces causes fussent des parasites divers

Ce qu'il y a de certain, c'est que si les dermatologistes connaissent beaucoup de causes de l'acné et beaucoup de formes de cette affection, ils ne connaissent pas beaucoup de traitements, au moins beaucoup de bons, pour les formes les plus communes, car l'acné syphilitique est une rareté. Le traitement ou le médicament qui parvint à faire quelque bruit il y a douze ou quinze ans, l'iodure de chlorure mercureux, est aujourd'hui bien tombé, sinon tout à fait oublié; mais les médecins de Saint-Louis ne lui en ont pas substitué de meilleurs.

M. Lemaire dit avoir traité, d'un commun accord avec M. Bazin, un cas de couperose sur lequel il donne les renseignements suivants : « M. B., 20 ans, étudiant en droit, est atteint depuis six ans d'acné (arthritique de M. Bazin). Le front et la face postérieure du tronc sont couverts de pustules; le nez, les joues, le menton, les parties latérales du cou et la partie antérieure de la poitrine en présentent aussi un certain nombre. Divers traitements (bains alcalins, pommades, eaux de Pougues, etc.) ont été employés sans succès et même sans résultat appréciable.

» D'un commun accord avec M. Bazin, nous convînmes que les pustules seraient cautérisées avec l'acide phénique, et qu'un badigeonnage serait fait une fois par jour sur les régions malades avec du vinaigre phéniqué à 6 p. 100. Le vinaigre phéniqué avait pour but de prévenir le développement de nouvelles pustules; ce traitement a parfaitement réussi. Toutes les pustules qui ont été cautérisées avec l'acide pur ont été rapidement guéries, une seule cautérisation a suffi pour obtenir ce résultat. Quant au traitement préventif, ses effets ont été aussi rapidement évidents, mais pendant quelque temps de très-rares pustules apparaissaient, le vinaigre phénique les faisait avorter. Je dois dire que le *susnommé* — M. Lemaire aurait-il jeté aux orties non-seulement le froc de garçon apothicaire, mais encore la défroque d'enfant de la basoche ? il affectionne étonnamment les « *susnommés* » — suivait en même temps un traitement alcalin.

» Connaissant les effets de la médication alcaline, et le malade y ayant été soumis antérieurement pendant quatre mois sans résultat appréciable, je crois que tout le mérite de la guérison doit être attribué à l'acide phénique. »

M. Lemaire veut bien ajouter que l'acide phénique lui *paraît* préférable au coaltar dans le traitement de l'acné, et que M. Bazin a obtenu d'excellents effets de la solution vinaigrée à 1 p. 100 dans l'acné rosæ (couperose). Il n'y a aucun indice de ce fait dans les ouvrages de M. Bazin, et ce médecin ne dit pas un mot d'acide phénique, soit à propos d'acné, soit à propos d'une autre maladie cutanée quelconque. Il est donc possible que M. Lemaire ait rêvé ce qu'il annonce ici, comme il a rêvé tant d'autres choses. Mais s'il a rêvé, en effet, on ne peut que le regretter pour M. Bazin, car il est certain que le traitement phéniqué de l'acné est supérieur à tout autre, quoiqu'il ne produise que bien rarement des effets aussi prompts que ceux qui ont été observés dans le cas que nous venons de rapporter. Cependant, la manière dont M. Lemaire a appliqué l'acide phénique n'est pas la meilleure possible. Voici comment il convient de l'appliquer, pour en obtenir les meilleurs effets qu'il puisse donner.

Il faut toucher — cela ne doit pas s'appeler cautériser, parce que ce n'est point, à proprement parler, une cautérisation — les pustules, non pas avec une solution alcoolique d'acide phénique, mais avec de l'acide phénique pur et cristallisé : on en prend quelques cristaux avec un pinceau de martre et on les dépose sur les pustules où la chaleur de la peau les fait fondre; on empêche facilement que le liquide ne se répande sur les parties en se liquéfiant, si l'on en avait pris au bout du pinceau une trop forte proportion, à l'aide d'un petit linge légèrement imbibé d'alcool que l'on passe sur les points de la peau où l'acide dépasserait les limites dans lesquelles on veut le renfermer. Ces *astrictions*, si l'on nous passe le mot, ces cautérisations très-superficielles, si l'on aime mieux, peuvent être renouvelées, dès que la mince pellicule blanche qui en résulte est détachée. Après quelques cautérisations, dans certains cas, après un grand nombre, dans d'autres, les pustules disparaissent pour ne plus revenir, ou pour ne revenir qu'en petit nombre, de loin en loin ; on recommence alors l'opération, et la disparition finit par être définitive. Nous n'avons jamais eu la chance de voir disparaître les pustules après une seule cautérisation, comme l'a eue M. Lemaire — à ce qu'il dit — dans le cas unique qu'il paraisse avoir traité.

Cependant, nous ne nous bornons pas à la cautérisation que nous venons de décrire ou *astriction*; nous lui associons les douches d'eau phéniquée pulvérisée avec notre appareil, douches bien plus puissantes que les bains à l'hydrofère, que M. Bazin conseille et qui ne sont point, du reste, sans utilité.

Enfin, à ces deux moyens, nous en associons encore un troisième que M. Bazin proscrit à tort : c'est le traitement phéniqué interne ; nous prescrivons constamment une à quatre cuillerées de notre sirop phéniqué titré, soit 10 à 40 centigrammes d'acide phénique (bon goût) par jour. M. Bazin, comme beaucoup de ses collègues, proscrit le traitement interne, par principe général, dans ce qu'il appelle les maladies de cause externe.

A ce compte, toutes les maladies parasitaires excluraient le traitement interne, car tous les parasites viennent évidemment de l'extérieur ; il suffit de signaler ce faux point de vue, dont la discussion nous entraînerait trop loin. M. Bazin répète souvent qu'il ne suffit pas qu'un spécialiste sache reconnaître une squamme d'une vésicule, ni même une éruption d'une autre éruption ; qu'il faut encore qu'il possède des notions de pathologie générale. M. Bazin a parfaitement raison ; il aurait dû ajouter, seulement, qu'il est indispensable que ces notions soient justes et appliquées à propos, dans la spécialité que l'on cultive.

Un point où M. Bazin, non plus, du reste, que ses confrères en dermatologie, n'applique pas judicieusement ces notions, c'est quand il décrit, sous le nom d'acné, seulement la maladie arrivée à l'état de développement pustuleux. Or, dans beaucoup de cas d'acnés, de la face surtout, la maladie ne débute pas d'emblée par des pustules; elle débute par des rougeurs congestives, par une sorte d'érythème, mais qui n'est point un érythème véritable; ces rougeurs ne sont même pas d'abord permanentes ; elles viennent par bouffées, à certains jours ou à certaines heures de la journée, tantôt après ou pendant les repas, tantôt à la plus simple impression morale, à la seule pensée qu'elles peuvent venir, à l'époque des règles, chez les femmes, etc. Puis, ces rougeurs deviennent permanentes; elles s'accompagnent de dilatation des vaisseaux capillaires et, plus tard, de petites pustules, ou plutôt de vésicules pustuleuses. Mais dès les premières congestions, malgré l'absence de pustules, l'acné n'en est pas moins l'acné, et, dès ce moment, elle est déjà d'une curation fort difficile. Nous devons dire que nous n'hésitons pas à appliquer, à cette période, notre médication, non-seulement les pulvérisations et le traitement interne par notre sirop phéniqué, mais aussi les légères cautérisations ou astrictions. Nous avons fait ces applications d'acide phénique pur sur les peaux les plus délicates et les plus fines, chez de jeunes femmes, sur le nez et les joues, et jamais sur ces parties, elles n'ont laissé ces tâches brunes que signale M. Lemaire, et qui dureraient des mois entiers. La peau reprend au contraire, presqu'aussitôt après la chute de l'épiderme, sa couleur normale, un peu plus blanche seulement, — car les vaisseaux sont un peu plus reserrés après chaque astriction — un peu plus lisse aussi, au point que ces sortes de cautérisation pourraient presque devenir un procédé de toilette pour les femmes. La douleur que produit l'astriction est très-modérée et d'une durée de dix à vingt minutes, infiniment inférieure, par conséquent, à celle que produit la cautérisation soit de M. Hardy, au bichlorure hydrargyrique, soit la cautérisation de M. Rochard, au sel de Boutigny, et plusieurs autres.

L'acné est rarement rebelle à ce traitement convenablement administré, d'une manière suivie. Parfois, cependant, nous avons rendu le traitement plus énergique par des injections phéniquées hypodermiques; c'est un adjuvant puissant, qui prouverait une fois de plus, par les bons effets qu'il produit, que le traitement interne ne doit pas être dédaigné, ainsi que le dit à tort M. Bazin En se privant de ce traitement, on diminue considérablement les chances de guérison de presque toutes les acnés.

ART. II. — DU CHLOASME OU CHLOASMA.

Les industriels qui vendent du sublimé corrosif sous le nom de lait antéphélique ne se doutent probablement pas qu'ils tuent des parasites quand ils appliquent leur drogue sur le visage des coquettes affectées de taches de rousseur. Nous avouons que, lorsque nous avons nous-même appliqué, pour la première fois, l'acide phénique pour faire disparaître ces éphélides nous ne pensions pas qu'elles fussent produites par la présence d'un végétal parasite, quoique nos yeux soient assez ouverts sur cette partie de la création. Aujourd'hui même, malgré nos penchants au parasitisme, nous avons quelque peine à comprendre que des taches congéniales, qui paraissent faire partie de la constitution de la peau, qui ne sont ou paraissent n'être qu'un premier degré de la coloration normale qui s'observe dans une foule de races humaines, soient le résultat d'un parasite, lequel resterait là, stationnaire, sans s'accroître comme sans diminuer, depuis la naissance jusqu'à la mort, qui peut n'arriver qu'à l'âge le plus avancé. Cependant, quelque rationnelles que soient ces considérations, il paraît que les éphélides lenticulaires, comme les taches hépatiques, comme le masque de la grossesse ou chloasma, et plusieurs autres taches sont bien dues au *microsporon furfur*, végétal parasite découvert par Eichstedt, et dont l'existence a été confirmée par M. Bazin, qui préfère le baptiser *épidermophyton*, et qui le décrit en ces termes : « Ce champignon tient le milieu entre les cryptogames des teignes et les cryptogames des muqueuses, dont il se rapproche souvent par un réseau très-riche, composé de tubes ou filaments droits ou contournés, simples ou ramifiés, avec des spores terminales. Ajoutons tout de suite que ces filaments se distinguent de ceux de l'*oïdium albicans* en ce qu'ils sont plus étroits et ne sont pas cloisonnés.

« Les spores sont presque toutes sphériques, plus grosses que celles du *microsporon Audouini*; elles réfractent fortement la lumière, et paraissent, vues sur le champ du microscope, avoir un contour bi-linéaire; elles ne renferment pas de granules à l'intérieur.

» Mais ce qui distingue surtout ce champignon des cryptogames des teignes, c'est la manière dont il se comporte sur les poils; il végète à leur surface, mais ne pénètre pas dans leur intérieur. Je ne l'ai jamais rencontré à la racine des poils arrivés à leur parfait développement.

» Cette disposition du champignon — ajoute M. Bazin avec une assurance que nous aurons à juger — rend compte de la facilité avec laquelle on guérit les crasses parasitaires; de simples lotions avec le sublimé suffisent pour détruire le parasite qui les occasionne.

» Ce cryptogame vit au dépens de l'épiderme dont il occupe l'épaisseur; cependant il est situé plus superficiellement que les végétaux trichophytiques ou onychophytiques; quelquefois aussi, mais rarement, on le trouve sur les poils follets; jamais il ne détruit les cellules pigmentaires, comme l'ont avancé quelques auteurs, qui l'ont évidemment confondu avec le *microsporon* d'Audouin. »

Nous n'avons aucune observation à faire sur la description de M. Bazin, sur les rapprochements ou les distinctions qu'il établit entre le *microsporon* d'Eichstedt et plusieurs autres végétaux parasitaires. Mais il est deux remarques que nous croyons utiles de présenter, parce qu'elles sont plus de notre compétence et se rattachent plus à notre sujet. M. Bazin nous informe qu'il croit devoir appeler *crasses* parasitaires les affections produites par les végétaux épidermophytiques. Nous ne croyons pas que le mot de *crasse* rachète, par sa précision, son défaut complet de poésie ou même de distinction, et le vieux mot de *taches* était pour le moins aussi bon ; mais ce n'est point là notre première remarque; elle porte sur ce que *les* végétaux épidermophytiques se réduisent pour M. Bazin, comme il le dit lui-même, quelques lignes plus bas, « à *une seule* affection parasitaire, produite par le *microsporon furfur.* » En un mot *les* végétaux épidermophytiques de M. Bazin, comme les nièces de Bartholo, ne sont qu'*un*. Or, *ces* végétaux, qui ne sont qu'*un*, produisent ou produit « les *éphélides lenticulaires*, le *pityriasis versicolor*, le *pityriasis nigra*, le *chloasma* ou *macula gravidarum*, les *taches hépatiques*, ETC., » et M. Bazin condamne l'opinion des médecins qui considèrent ces diverses taches, ou du moins plusieurs d'entre elles, comme des maladies distinctes.

Nous avouons qu'*à priori*, nous nous croirions presque certain que ni le *pityriasis nigra* ni le *pityriasis versicolor* ne peuvent être produits par le même parasite que les éphélides lenticulaires, si tant est que ces taches soient dues à un parasite et non à une sécrétion pigmentaire. Mais nous nous empressons de déclarer que nous nous rendrons à l'observation microscopique dont nous reconnaissons, dans ce cas particulier, la suprématie; seulement, que M. Bazin et ses partisans, s'il en a, y regardent encore; ce n'est pas trop que de voir cent fois des vérités de cette catégorie, avant de les considérer comme définitivement démontrées.

Ce qui nous ferait douter de la constante sévérité d'observation de M. Bazin, et ce sera là notre seconde remarque, c'est de le voir déclarer que le siége du *microsporon furfur* rend compte de la *facilité* avec laquelle *quelques lotions* de sublimé guérissent toutes les *crasses*, — puisque c'est son mot, — *parasitaires*. Ce serait à faire douter que M. Bazin ait jamais tenté de faire disparaître une seule tache de rousseur; car, à moins d'être tombé sur un cas très-exceptionnel, — ce qui est *peut-être* possible une fois, par un hasard tout à fait extraordinaire — M. Bazin devrait savoir que quelques lotions ne suffisent pas pour faire disparaître ces taches, même temporairement; il faut, pour y parvenir, beaucoup de lotions, et non quelques lotions; mais, quand on est parvenu à les faire disparaître plus ou moins complétement, — ordinairement, *moins* — on ne les a pas guéries; ce qui est plus facile que leur prompte disparition, c'est leur prompt retour, dès qu'on a cessé les lotions hydrargyriques. Leur retour est moins prompt, quand on les a fait disparaître par l'acide phénique, employé comme nous l'avons indiqué pour l'acné, et précédé de lotions *d'éther d'orient* : chez une jeune anglaise, qui avait les veines de la face développées, j'ai fait disparaître ce développement par des lotions hydrargyriques et phéniquées, précédées, ainsi que je viens de le dire, de légères applications d'éther d'orient ; les taches ont disparu par-dessus le marché. Il y a un an qu'elles ne sont pas revenues ou qu'il n'en est revenu que quelques-unes; mais, même après l'emploi de l'acide phénique, les taches reviennent, quoique plus lentement. Il n'en est pas de même des taches hépatiques ni de celles des pityriasis, ce qui nous porterait encore à croire que le parasite qui produit les unes et les autres n'est pas le même, si tant est, nous le répétons encore, que les éphélides lenticulaires soient dues à un parasite, qui serait presque aussi immuable — ou plutôt aussi peu *muable* — qu'un minéral, puisqu'il persisterait depuis la première ou la seconde enfance jusqu'à la vieillesse (1).

M. Lemaire dit que M. Bazin et lui, ainsi que M. le Dr Charrier, ont obtenu, chacun de leur côté, « la rapide guérison du chloasma parasitaire (2) en le badigeonnant une fois par jour avec du vinaigre phéniqué, un à deux pour cent. » M. Bazin ne

(1) Nous devons dire, cependant, que les éphélides, qui ne se développent presque jamais dans le tout jeune âge, disparaissent en grande partie ou même complétement dans la vieillesse, surtout dans la vieillesse avancée.

(2) M. Lemaire affirme que les recherches multipliées de M. Bazin l'ont conduit à admettre un chloasma pigmentaire et un chloasma parasitaire. C'est encore une opinion dont il n'y a pas trace dans le livre de M. Bazin, qui condamne, au contraire, l'opinion de ceux qui attribuent les diverses crasses à plusieurs causes. Il semblerait que M. Lemaire s'est fait un Bazin à son usage, comme il s'est fait un historique des applications médicales de l'acide phénique.

dit rien de pareil dans son livre ; c'est déjà la seconde fois que M. Lemaire lui attribue des expériences dont M. Bazin ne fait aucune mention. Quant au vinaigre phéniqué, il a une action avantageuse dans les pityriasis et le chloasma ; mais il est beaucoup moins efficace que l'acide phénique employé comme nous l'avons indiqué.

Art. III. — De l'ecthyma.

On ne paraît pas encore avoir trouvé de parasites dans l'ecthyma, quoique cette forme anatomique de lésion cutanée puisse être produite par des états morbides très-divers, notamment par la syphilis. On devrait pourtant y avoir trouvé au moins le parasite de la suppuration, qui est, d'ailleurs, un parasite animal. Le caractère suppuratif de l'ecthyma suffit pour expliquer les effets avantageux de la médication phéniquée contre cette maladie. M. Lemaire a signalé les excellents résultats donnés par le coaltar saponiné entre les mains des docteurs Blache et Verjus et entre les siennes; mais nous sommes assuré que, dans les cas d'ecthyma comme dans tous les autres, l'acide phénique est très-supérieur au coaltar dit saponiné. Pour appliquer l'acide phénique avec toutes les chances de succès, il ne faut point prendre au pied de la lettre ce précepte de M. Bazin de ne pas toucher aux croûtes pustuleuses, sous prétexte que ces croûtes « sont, dans l'ecthyma comme dans la plupart des affections croûteuses, *le meilleur des topiques.* » Il est bien vrai qu'il vaut mieux, dans beaucoup de cas, respecter les croûtes de toutes les surfaces dénudées — pustules ou plaies — que de les enlever pour les remplacer par de mauvais topiques; il est bien vrai encore, comme le dit aussi M. Bazin, que les cataplasmes émollients contribuent parfois à l'agrandissement des ulcères, soit en ramollissant les tissus, soit autrement; mais les bons topiques, et notamment les préparations phéniquées, solutions aqueuses, pommades, glycérolés, ont un effet tout contraire, et ils contribuent activement à la cicatrisation ; ils la produisent même seuls, dans un certain nombre de cas, où cette cicatrisation ne s'effectuerait pas spontanément ou ne s'effectuerait du moins qu'après un temps très-long, qui peut aller jusqu'à plusieurs années. Les applications topiques ne doivent pas, du reste, dispenser de la médication interne dans les cas — et c'est presque la totalité des cas — où la maladie est entretenue, en partie ou en totalité, par un état général. Notre sirop phéniqué titré sera donc prescrit, en même temps que seront appliquées extérieurement les préparations phéniquées.

Il ne s'agit bien entendu, dans tout ce qui précède, que de l'ecthyma chronique. Quant à l'ecthyma de forme aiguë, forme très-rare, il n'y a qu'à s'en tenir à la médication banale dite des rafraîchissants, des adoucissants, et qui serait mieux nommée des expectants. Seulement, il est pour le moins inutile de comprendre parmi ces moyens les émissions sanguines, même chez les sujets pléthoriques, ainsi que le conseille à tort M. Bazin, qui suit en cela l'exemple de prédécesseurs dont il cherche à réformer les idées et les pratiques, sur des points moins intéressants pour les malades. Passe encore pour les tisanes *rafraîchissantes* et le régime *doux*; mais d'émissions sanguines, point; c'est un système — que M. Bazin en soit bien convaincu — plus suranné encore que les idées de M. Devergie, ce qui n'est pas peu dire.

ART. IV. — DE L'ECZÉMA.

Par sa fréquence, par ses nombreuses variétés de formes, de siége et de gravité, l'eczéma peut être considéré comme la principale colonne de la pathologie cutanée, comme le type de la grande catégorie des dartres. Aussi est-ce l'eczéma qui a surtout servi de base, de point de départ, aux tentatives des dermatologistes qui ont cherché, dans des classifications nouvelles ou renouvelées, un progrès pour la pathologie et pour la thérapeutique des maladies de la peau. Nous n'avons pas à discuter ces classifications, en tant que systèmes pathologiques; préoccupé surtout de la curation des maladies, nous dirons, à propos de la plus importante des dartres, un mot de la classification qui, depuis celle de Willan qu'elle cherche à détrôner, fait le plus de bruit aujourd'hui, la classification de M. Bazin.

Les observations parasitaires, en partie nouvelles, de cet observateur remuant doivent nécessairement nous disposer favorablement pour ses travaux; mais il nous faut ajouter aussitôt que ses prétentions immenses et le caractère parfois bizarre de son esprit, qui est l'antipode du véritable esprit de classification, imposent aussitôt une grande réserve à nos sympathies. A propos de la reine des dartres, par exemple, M. Bazin s'exprime ainsi : « Tandis que nos collègues marchent *sans lumières* dans la voie difficile de la thérapeutique, mettant en usage des médicaments dont l'emploi ne repose sur *aucune base rationnelle*, NOUS *avons institué des règles* CERTAINES, INFAILLIBLES, pour le choix à faire de telle méthode de traitement préférablement à telle autre, et *éclairé d'un jour inconnu jusqu'ici la thérapeutique des affections cutanées.* » Et cet ambitieux programme est répété, en français douteux, presque à chaque article, après l'avoir été nombre de fois dans les généralités, pour arriver à accoucher d'un aphorisme comme le suivant, qui se répète aussi à la fin de chaque article : « Il existe *deux espèces* d'indications thérapeutiques : les unes découlent *de la maladie*, les autres, *de la nature de la maladie!* » M. Bazin a sans doute passé bien du temps pour arriver à formuler de pareils aphorismes, et pour enfanter une parodie de classification comme celle qu'il professe ; c'est beaucoup de temps perdu, qui aurait été beaucoup mieux employé à la recherche des parasites nouveaux, recherche pour laquelle M. Bazin ne manque pas d'une certaine aptitude, et qui l'aurait probablement conduit à augmenter le nombre des découvertes utiles qu'il a faites. M. Bazin a-t-il découvert un parasite dans l'eczéma; on le croirait, en le voyant diviser une espèce ou une variété d'eczéma, l'eczéma nummulaire en eczéma arthritique (1) et en eczéma parasitaire.

(1) Arthritique est un des grands mots, une des grandes réformes, une des grandes découvertes de M. Bazin, celle qu'il paraît considérer comme son premier, sinon son seul titre de gloire, comme sa seule recommandation à l'estime de la postérité. Or *arthritique* ne veut rien dire, sinon *goutteux* ou *rhumatismal* : un eczéma arthritique — et toutes ou presque toutes les maladies de la peau peuvent être et sont souvent arthritiques — est un eczéma qui est symptomatique — pas seulement compliqué, symptomatique — du rhumatisme. Grâce au mot grec, la bizarrerie de cette dénomination ne frappe pas, tout d'abord ; si, au lieu d'*arthritique*, l'auteur avait employé le mot *articulaire*, qui est exactement synonyme, la classification se serait immédiatement montrée ce qu'elle est : un néologisme ridicule; car une foule d'auteurs ont admis non-seulement des maladies de la peau

Mais c'est tout ce qu'il dit de ce dernier eczéma; sur le parasite qui en est la cause, pas le moindre détail; mais, en revanche, des développements fastidieux sur les classifications de tous les dermatologistes modernes, développements qui, eux aussi, se renouvellent à propos de chaque maladie, et qui auraient pu, avec toutes sortes d'avantages, être donnés une fois pour toutes.

La conclusion de tout cela, c'est que, malgré ses règles INFAILLIBLES, M. Bazin ne fait que reproduire les traitements conseillés par tous ses collègues, avec un peu plus, un peu moins d'à-propos, et dont quelques-uns sont, à vrai dire, un peu simples (1); mais, comme eux tous, hélas! comme nous tous, quand il a appliqué sans succès — ce qui lui arrive comme à tout le monde — le traitement *arthritique* à un eczéma arthritique, il lui applique, sans le moindre souci de ses règles infaillibles, le traitement dartreux, le traitement scrofuleux, voire le traitement parasiticide, etc. Seulement, nous avons eu l'occasion de nous assurer qu'il n'applique pas toujours ce dernier traitement de la façon que l'expérience a montré être la plus avantageuse.

M. Lemaire nous apprend bien que, grâce à lui, M. Bazin emploie avec succès le coaltar saponiné contre l'eczéma — il ne dit pas de quelle espèce —; mais, pour la troisième ou quatrième fois, le texte de M. Bazin manque de confirmer le témoignage de M. Lemaire, en sorte que, vu les habitudes de ce dernier, on ne peut que douter si M. Bazin emploie réellement le coaltar — saponiné ou non — contre l'eczéma, et contre quel eczéma. Dans tous les cas, si M. Bazin employait le coaltar saponiné, il serait, sur cette maladie comme sur la plupart des maladies cutanées, très en retard dans la voie du progrès,

comme étant *de nature* rhumatismale, mais quelques-uns comme Baumès, de Lyon, ont fait des diathèses la base de leurs classifications. Notre maître, M. Marchal (de Calvi), ne voit certainement dans tous les eczémas, ainsi que dans beaucoup d'autres dermatoses, qu'une maladie *holopathique*, c'est-à-dire générale, ou produite par une altération de tout le système. Mais le monde est plein de gens possédés du besoin de faire du neuf, et qui, ne pouvant engendrer des idées nouvelles, forgent des mots nouveaux. M. Bazin avait à faire mieux que cela.

(1) Par exemple, celui-ci : « *Tisane de saponaire* ou *de pensée sauvage* édulcorée avec du *sirop* de *fumeterre* ou *d'orme pyramidal*. » — Ce qu'il y aurait de plus pyramidal, dans cette affaire, ce serait de guérir l'eczéma, même *arthritique*, avec un pareil traitement.

attendu que le coaltar, ici comme partout ailleurs, est inférieur de beaucoup à l'acide phénique.

Dans la première édition de cet ouvrage, nous avons déjà fait connaître quelques observations d'eczémas traités avec succès par l'acide phénique; notre excellent confrère et ami, M. le Dr Simas, médecin du roi de Portugal, que M. Lemaire appelle *Simos* (1), nous en avait communiqué quelques autres, que nous avons publiées également. De son côté, M. Lemaire en a rapporté huit, dans la seconde édition de son traité de l'acide phénique, observations dont plusieurs avaient déjà paru dans la première édition, mais qui, malgré cette double publication, ne peuvent malheureusement être acceptées qu'avec beaucoup de réserve, par les raisons que nous avons déjà dites nombre de fois, et aussi à cause de la mauvaise foi évidente dont l'une de ces observations porte les stigmates. Nous allons mettre cette observation sous les yeux du lecteur, afin qu'il puisse lui-même juger notre adversaire sur pièces. Voici l'observation telle qu'on la trouve dans la *première* édition du traité de l'acide phénique :

« M. G., pharmacien, soixante-quatre ans, constitution lymphatique, a souffert depuis longues années, et depuis longtemps de douleurs rhumatismales.

« Ce malade, que je n'ai pas cessé de voir depuis trente ans, a eu à plusieurs reprises des poussées d'eczéma sur les bras et sur les mains; depuis deux ans cette affection s'était généralisée. Presque toutes les parties du corps, mais principalement les oreilles et les membres, en étaient *couverts* (2). D'assez nombreux points présentaient de l'impétigo. M. Bazin a vu ce malade qui a pris de nombreux dépuratifs » — sans quoi M. Bazin ne l'eût sans doute pas vu! — « des alcalins *intus et extra* pen-

(1) M. Lemaire cite bien M. Simas, qu'il appelle Simos, et dit que, « *comme moi*, M. Simos a constaté la disparition de la démangeaison après la première ou la deuxième lotion. » Mais ce que M. Lemaire se garde bien de dire, c'est que c'est moi qui ai indiqué à mon ami le Dr Simas l'emploi de l'acide phénique contre l'eczéma et plusieurs autres maladies, comme je l'avais indiqué à M. Maisonneuve. Seulement, M. Simas n'a pas oublié, comme M. Maisonneuve, de rappeler cette circonstance. Quant à M. Lemaire, il devait nécessairement l'oublier.

(2) Dans ce cas, comme toujours, nous copions exactement; qu'on n'impute donc pas à des fantaisies de copiste les tournures, les locutions ou les accords grammaticaux de M. Lemaire.

dant près d'un an, qui n'amenèrent que peu d'amélioration. Au moment de partir pour aller passer l'été à la campagne, il me demanda de lui prescrire ce qu'il devait faire. Je lui fis connaître les résultats de l'emploi de l'acide phénique dont je viens de parler dans les observations précédentes et l'engageai beaucoup à l'essayer. Voici ce qu'il m'écrivit le 7 novembre 1861 : « Je désire vous remercier et vous faire connaître le bon » résultat de votre traitement. J'ai toujours fait usage de la » tisane de racine de saponaire; en arrivant (juin) j'ai fait des » lotions avec de l'eau additionnée, par litre, de cinq grammes » d'acide phénique. La cuisson étant trop vive, j'y ajoutai un » quart d'eau. Actuellement tout va bien. Les parties qui » étaient atteintes sont roses. Il existe très-peu de gerçures à » la peau. La cuisse gauche est un peu douloureuse, mais son » état diminue (*sic*) tous les jours. »

» A son retour de la campagne, je vis le malade, qui ne présentait plus que quelques points très-rares de l'affection.

» Pendant l'hiver, de nombreux furoncles, et même de petits abcès, ont successivement apparu. Des cataplasmes en faisaient complétement justice. N'AYANT PAS ENCORE, A CETTE ÉPOQUE, EXPÉRIMENTÉ L'ACIDE PHÉNIQUE A L'INTÉRIEUR, JE N'OSAI PAS LUI CONSEILLER D'EN BOIRE; mais je l'engageai à faire usage de l'eau de goudron végétal, le matin à jeun, et de la mélanger avec son vin aux repas, pour consolider la guérison. Aujourd'hui, il va très-bien. » (LEMAIRE, *de l'acide phénique*, 1re édit., p. 371.)

Après avoir lu cette observation, qu'on veuille bien se rappeler cette assertion de M. Lemaire, que nous avons déjà citée (voir ci-dessus, p. 107, au milieu de la page) : « J'ai commencé l'étude de l'action physiologique de l'acide phénique *sur l'homme* EN 1860; J'AI PRIS MOI-MÊME, AU DÉBUT DE MES EXPÉRIENCES, *un litre d'eau au millième* chaque jour; » (soit *un gramme*) « et l'acide phénique ainsi dilué ne m'a nullement incommodé! »

Maintenant, que l'on compare les mots de chaque édition que nous avons soulignés, que l'on remarque, en outre, que, dans la seconde édition de son ouvrage, M. Lemaire a supprimé, dans cette observation du pharmacien G., ces mots : « *n'ayant pas encore expérimenté, à cette époque, l'acide phénique à l'intérieur, je n'osai lui conseiller d'en boire, mais,* » on sait que

M. Lemaire avoue avoir lu mon mémoire en 1864, et que l'on juge de la véracité et de la bonne foi de notre austère adversaire, qui *a des principes* et qui N'Y MANQUE JAMAIS ! Ce point est, il est vrai, jugé depuis longtemps, mais il n'est pas tout à fait superflu de se rafraîchir de temps en temps la mémoire.

M. Lemaire formule ainsi l'application de l'acide phénique au traitement de l'eczéma, et semble dire que c'est ainsi que M. Bazin l'a appliqué avec succès, ce que nous ne saurons pas d'une manière positive, puisque M. Bazin n'en dit mot : « *Pour* l'eau phéniquée vinaigrée au centième, un badigeonnage par jour de la partie malade suffit pour obtenir rapidement la guérison. L'eau phéniquée à un ou deux millièmes s'emploie en lotions et en compresses. On peut aussi, quand cela est possible » — il est probable que, quand cela est impossible, on ne le peut pas ! — « baigner les parties malades pendant quinze à vingt minutes dans cette eau. » Voici la fleur de cette citation : « Nous avons vu que la glycérine ANNULE l'action physiologique de cet acide sur la peau » — à *parties égales,* on se le rappelle — « Néanmoins, j'ai obtenu de bons effets de la glycérine phéniquée *au centième* contre l'eczéma. »

Quoique le pharmacien G., ami de M. Lemaire, eût trouvé trop piquantes les lotions d'eau phéniquée à 5 pour 1000 (soit 1/2 p. 0/0) le degré d'une pareille solution n'est pas suffisamment élevé pour obtenir des résultats satisfaisants, dans les cas graves, et même une solution quelconque est souvent elle-même insuffisante. L'observation suivante montrera comment, dans ces cas, il faut procéder, quand on veut mettre toutes les chances de son côté :

Obs. — M. Dr... Ferdinand, 83, rue des Marais-Saint-Martin, à Paris, malade fort intelligent, est atteint depuis six ans d'un eczéma généralisé sur lequel il donne les renseignements suivants, que nous ne faisons à peu près que transcrire, lui-même ayant rédigé une note, fort remarquable pour un homme étranger à la science.

Les premières démangeaisons qu'il a éprouvées se développèrent à la suite d'une maladie qu'il attribue à un excès de travail, et qui présenta les caractères suivants : Il fut pris tout à coup d'un tremblement de tous les membres, mais principalement des membres intérieurs. Un médecin fit appliquer des ventouses, et parut craindre une paralysie; peu à peu cependant, le rétablissement s'opéra, mais pas tout à fait complet. Le professeur Piorry ayant été consulté reconnut, tel fut du moins son diagnostic, un léger ramollissement de la moelle épinière; il conseilla l'hydrothérapie, que le malade suivit pendant quelques mois, après lesquels il se trouva à peu près tout à fait bien, quant à la force des jambes et aux dispositions intellectuelles.

Mais presque aussitôt qu'il fut rétabli, il y a maintenant de cela six ans, il éprouva à la tête, à la poitrine, au dos, et surtout autour du nez, des démangeaisons qui l'incommodèrent bientôt assez pour qu'il crût devoir consulter un médecin. A la tête, ces démangeaisons s'accompagnaient de la chute d'une assez grande quantité de pellicules blanches. On lui prescrivit des frictions avec une pommade dont il ne se rappelle plus la composition, puis des lotions avec de la teinture d'iode, puis avec de l'eau d'Enghien, qu'il prit aussi à l'intérieur. Les démangeaisons persistant malgré ce traitement, M. Dr. alla consulter M. Hardy, qui lui prescrivit des bains de sublimé, puis des bains de Barége, puis des bains amidonnés, et, à l'intérieur, des pilules arsenicales. Ce traitement, et peut-être aussi, pense-t-il, une plus grande tranquillité d'esprit amenèrent un apaisement et une diminution sensible des pellicules, qui durèrent environ quinze mois. Au bout de ce temps, une vive recrudescence se manifesta, caractérisée par les mêmes symptômes que la première fois, parmi lesquels dominaient les démangeaisons autour du nez. Il suivit alors le traitement de M. Bonnières, qui consista, paraît-il, en un élixir ioduré pour prendre à l'intérieur, en des cautérisations avec l'acide chlorhydrique et avec l'acide phénique étendu d'alcool; ces cautérisations étaient sans doute très-légères; elles étaient suivies de frictions avec un liniment oléo-calcaire sur toute la partie malade, y compris la tête, qui était alors couverte de croûtes jaunâtres; ces croûtes disparaissaient sous l'action du topique, mais reparaissaient aussitôt « de plus belle, » comme dit le malade.

On lui fit aussi appliquer un vésicatoire, qui parut produire un bon résultat, mais qui cependant n'entrava que pour peu de temps la maladie.

Fatigué d'un traitement qui était à peine un palliatif, M. Dr. s'adressa à un des Mahon, qui lui fit pratiquer des lotions de sublimé, des frictions avec la pommade Mahon et lui prescrivit du sirop du même médecin.

Ce traitement ne produisit aucun bien, et M. Dr. revint aux cautérisations du Dr Bonnières, et prit en outre une solution composée de : iodure de potassium, 10 gramm.; chlorate de potasse, 20 gr.; eau, 500 gr. Puis, il prit des solutions de 30 grammes d'acétate d'ammoniaque dans la même quantité d'eau; puis des pilules composées de : valériinate de zinc et extrait thébaïque, 30 centigr. de chaque; alcoolature d'aconit, 50 centigr. pour 30 pilules; une matin et soir. Enfin, il prit 30 gramm. d'acide tartrique. Ce dernier médicament parut faire disparaître promptement l'éruption que le Dr Bonnières qualifiait d'eczéma. Mais ce médicament troubla profondément les fonctions digestives et le malade crut devoir le suspendre. La maladie reprit son cours, et elle le suivait, quand une des connaissances de M. Dr. l'engagea à venir me consulter.

C'était bien, en effet, un eczéma et non un pityriasis ou un psoriasis que portait M. Dr. Je pratiquai immédiatement sur tout le visage et une partie du cuir chevelu, une douche de poussière phéniquée à l'aide de mon appareil pulvérisateur; je prescrivis, pendant la journée, plusieurs lotions avec l'eau phéniquée au centième sur les autres parties du corps atteintes, et deux cuillerées à bouche de mon sirop titré, soit 20 centig. d'acide phénique. Les pulvérisations furent, à partir du lendemain, pratiquées deux fois par jour, et le traitement continué ainsi pendant trois mois. Dès le troisième jour, les démangeaisons, comme toujours ou à peu près, furent calmées (elles le sont quelquefois dès la première lotion pratiquée); la sécrétion séro-purulente diminua un peu, et, enfin, à l'expiration du troisième mois, la guérison parut parfaite. La dernière visite eut lieu le 28 novembre 1867. Je conseillai par précaution la continuation du sirop phéniqué, avec recommandation instante de venir me retrouver, en cas de récidive. La guérison a été définitive, car je viens de revoir ce malade (3 avril 1872). Il n'a pas eu de récidive.

Il y aurait bien des remarques à faire et sur le développement de la maladie de M. Dr. et sur la succession d'une forme anatomique à une autre, car les détails qu'il a donnés sont assez précis, pour qu'il ne soit pas permis de douter que l'eczéma n'ait été d'abord un pityriasis. Mais nous devons nous interdire toute considération comme toute discussion à ce sujet, pour nous en tenir uniquement au résultat du traitement. Quand on songe que ce résultat a été obtenu après des traitements aussi nombreux que variés, et presque aussi impuissants que nombreux, dans un cas des plus graves, qui persistait opiniâtrément depuis six ans, avec quelques périodes d'amélioration, on se demande comment il se trouve encore des médecins qui n'appliquent pas, qui ignorent même la médication phéniquée, ou qui, mieux encore, la condamnent.

Le fait dont nous venons de présenter le résumé est un beau succès, et nous en comptons beaucoup d'autres de semblables. Cependant, nous ne pouvons pas dire pour l'eczéma, comme nous le dirons pour la fièvre typhoïde : jusqu'à ce moment, nous ne comptons que des succès. Nous avons échoué rarement, mais, enfin, nous avons échoué ; la médication phéniquée elle-même n'est pas comme la médication à la tisane d'*orme pyramidal* de M. Bazin, elle n'est point *infaillible*. En ce moment même, nous traitons un cas d'eczéma que nous attaquons, nous ne dirons pas en vain, car nous avons obtenu une amélioration sérieuse, mais que nous attaquons, cependant, sans pouvoir en triompher définitivement, et nous craignons bien que ce soit notre échec qui devienne définitif.

Est-ce que, dans ce cas et dans deux ou trois autres où les résultats que nous avons obtenus ont été fort incomplets, la maladie ne serait point parasitaire, ou bien le parasite existant serait-il d'une espèce plus réfractaire que les autres à l'action de l'acide phénique ? Ce sont encore des questions réservées à l'avenir. Ce qui n'est plus une question, c'est que la médication phéniquée de l'eczéma, malgré sa faillibilité, est encore infiniment supérieure aux médications *infaillibles* de M. Bazin, y compris la tisane d'orme pyramidal !

ART. V. — DE L'ÉLÉPHANTIASIS.

Il ne peut s'agir ici que de l'éléphantiasis des Grecs ou lèpre tuberculeuse, lequel est seul une maladie de la peau ou du moins ayant son caractère anatomique principal, sinon exclusif, dans la peau; l'éléphantiasis des Arabes est surtout une maladie du tissu cellulaire; nous en dirons quelques mots ailleurs. (Voyez Œdème.)

Nous n'avons jamais eu l'occasion de traiter un cas de lèpre tuberculeuse. M. Lemaire a été plus heureux que nous; il en a observé deux cas dont il rend compte de la façon que nous allons rapporter. La recommandation de l'auteur n'est pas des meilleures; mais il paraîtrait bien, cette fois, que M. Bazin est plus ou moins garant de ces faits; il se peut donc qu'ils soient exacts, et, s'ils le sont, ils ont, sans contredit, une grande importance. Voici donc l'exposé de M. Lemaire:

« Je dois à la bienveillance de M. Bazin, médecin de l'hôpital Saint-Louis, d'avoir pu étudier l'action de l'acide phénique sur trois malades atteints d'éléphantiasis tuberculeux.

» D'un commun accord, nous convînmes d'employer cet acide *intus et extra*.

» M. Bazin s'en rapporta à ma prudence et mon habitude (1) de manier ce médicament, pour régler les doses.

» *Première observation.* — M. C., vingt-cinq ans, né à la Réunion, y demeurant, est atteint d'éléphantiasis tuberculeux depuis 1862. Le mal a débuté au-dessus du genou gauche, sans phénomènes généraux précurseurs, par deux taches rougeâtres qui déterminèrent (*sic*) l'insensibilité de la peau. Ce fait frappa le malade, et il le communiqua au médecin qui, malgré cet excellent élément de diagnostic, considéra les taches comme de nature dartreuse et les traita comme telles; mais plus tard des taches semblables aux précédentes se montrèrent sur la partie supérieure des cuisses et sur les fesses. Bientôt elles furent

(1) C'est bien aimable à M. Bazin : la prudence de M. Lemaire pouvait être grande; mais quant à son habitude, elle était fort mince, ainsi que nous l'avons démontré maintes fois et que nous le démontrerons maintes fois encore.

parsemées de tubercules qui provoquaient de la démangeaison. Peu à peu, le mal s'étendit à toutes les parties du corps.

» Le malade ayant eu en 1858 une gonorrhée et un chancre (sur le prépuce), on rapporta cette éruption à la syphilis, et un traitement anti-syphilitique (iodure de potassium, pilules de Dupuytren, tisane de salsepareille) fut employé pendant trois mois sans que la marche de la maladie en fût entravée. Le mal continuait à s'étendre.

» Plus tard, on lui ordonna des bains de son de blé, des pilules de Biett, puis tout cela étant inefficace, on lui fit prendre deux fois par semaine, pendant trois mois, un bain préparé avec le sublimé corrosif.

» Le malade, voyant son mal empirer, quitta la Réunion pour venir se faire soigner à l'hôpital Saint-Louis au mois de décembre dernier. Il fut admis dans le service de M. Hillairet.

» En entrant à cet hôpital, il croyait qu'il y serait soigné par M. Bazin ; mais son attente ayant été trompée, il en sortit et vint chez moi le 16 du même mois pour y recevoir les soins de ce savant médecin.

» Voici dans quel état était le malade.

» L'état des viscères était bon ; la figure, les membres supérieurs et inférieurs, les fesses, étaient parsemés de tumeurs dont le volume variait depuis celui d'un pois jusqu'à celui d'une petite noix. Leur couleur était livide.

» Indépendamment de ces tumeurs, il existait de très-nombreuses élevures de la peau rougeâtre, puis des taches jaunâtres de dimensions très-diverses sur les fesses, les cuisses et les jambes.

» Le tissu cellulaire des paupières, du nez, du menton, des oreilles, des avant-bras et des jambes, était hypertrophié presque partout.

» Les fesses, les cuisses et les jambes présentaient de larges macules noirâtres sous-épidermiques, qui donnaient à ces parties une forme irrégulière. La sensibilité de la peau avait disparu sur beaucoup de points.

» Les organes génitaux ne présentaient aucune lésion appréciable.

» De volumineuses ampoules existaient sur le cou-de-pied,

l'articulation tibio-tarsienne et sur le tiers supérieur de la jambe gauche. Comme la sensibilité était abolie, ma première pensée fut que ces ampoules étaient le résultat de brûlures que le malade s'était faites, sans s'en apercevoir, dans la salle de bain de l'hôpital.

» J'évacuai la sérosité de ces ampoules, et le lendemain, la peau de ces parties présentait tous les signes d'un commencement de gangrène.

» Je me demandai alors si je n'avais pas affaire, non à des brûlures, mais à du pemphigus gangréneux, M. Bazin, qui vint visiter le malade, fut aussi d'avis que c'était du pemphigus gangréneux.

» La mortification de la peau fit de rapides progrès. L'escarre de la partie supérieure de la jambe avait 25 centimètres de long sur 6 à 8 centim. de large. Celle de la partie inférieure occupait tout le cou-de-pied, l'articulation tibio-tarsienne, et envahissait un peu la jambe. J'employai l'eau phéniquée saturée appliquée en compresses sur les surfaces gangrénées.

» Le mal s'arrêta sur-le-champ. L'escarre de la partie supérieure de la jambe se détacha rapidement; le pus fut remplacé par une petite quantité de sérosité adhésive et des bourgeons charnus de bonne nature réparaient déjà ce désordre au moment de la chute de l'escarre. Alors j'employai de l'eau phénique à 1/2 p. 100. Dix-huit jours ont suffi pour la guérison de cette redoutable affection.

» M. Bazin, qui avait vu le mal et qui le revit quelques jours avant sa cicatrisation complète, était étonné d'un si beau résultat.

» Au pied, les choses allèrent un peu moins vite. La gangrène fut de suite arrêtée par l'eau phéniquée saturée, mais le tissu cellulaire sous-cutané avait été atteint à une assez grande profondeur. A la chute de l'escarre, je constatai une grande perte de substance.

» A ce moment, j'employai l'eau phéniquée au centième et plus tard à demi p. 100 en lotions et en compresses. La plaie bourgeonna rapidement partout, et ici encore le pus faisait à peu près défaut. Au bout de six semaines, la cicatrisation était complète. Je dois dire que, pendant ce traitement, le malade prenait du vin de quinquina, et que des douches d'eau alcaline étaient faites sur la face; elle furent sans effet.

» Pendant ce traitement de la gangrène, j'avais remarqué que les tubercules qui avaient été touchés par l'eau phéniquée étaient sensiblement améliorés. Je proposai à M. Bazin de badigeonner tout le corps de son malade avec ce médicament de le lui administrer en même temps à l'intérieur.

» C'est ainsi que j'ai été conduit à employer l'acide phénique contre l'éléphantiasis tuberculeux.

» Je badigeonnai les parties malades avec de l'eau phéniquée à 5 p. 100 une fois par jour, à l'aide d'un gros pinceau.

» Au bout de huit jours, les tubercules étaient comme ratatinés à leur surface libre, mais leur base n'était pas modifiée. Alors, je les cautérisai légèrement à l'aide d'un petit pinceau enduit d'acide phénique pur très-faiblement alcoolisé.

Plusieurs disparurent après une seule cautérisation et la sensibilité s'y rétablit; d'autres résistèrent davantage et exigèrent plusieurs applications d'acide concentré. Des escarres sèches très-minces sont la conséquence de cette cautérisation; elles se détachent par exfoliation au bout d'un temps qui n'a rien de fixe, mais qui n'a pas dépassé quinze jours.

» Plus tard, je remplaçai l'eau phéniquée saturée par du vinaigre contenant huit p. 100 d'acide phénique.

» Cette préparation, qui est très-énergique, donne aux parties malades un aspect laiteux au moment de son application. Ce phénomène est dû à la coagulation de l'albumine du corps muqueux (1). La cuisson est assez vive, et bientôt apparaît une coloration rouge uniforme qui se dissipe rapidement. Immédiatement après chaque application du vinaigre phéniqué sur la peau, le malade éprouvait des symptômes d'ivresse qui l'obligeaient à se coucher. Leur durée n'a jamais dépassé une demi-heure.

» En même temps que le traitement local dont je viens de parler, le malade prit régulièrement chaque jour, le matin et

(1) M. Lemaire répète ici cette erreur que nous avons relevée ailleurs. Nos lecteurs savent que la tache blanche produite non-seulement par le vinaigre phéniqué, mais aussi par l'acide phénique pur, n'est pas le moins du monde de l'albumine coagulée. (Voir ci-dessus, p. 129.)

le soir, un verre d'eau contenant de l'acide phénique. Il a commencé par 50 centigr. par jour; je suis arrivé graduellement à la dose de 3 gramm., soit 15 décigr. matin et soir.

» Dix minutes après l'ingestion de ce médicament, il éprouvait des étourdissements, la tête devenait pesante, et des fourmillements qui se dissipaient en une demi-heure environ, se faisaient sentir dans les membres. Ces symptômes ont été produits avec 1 gramme d'acide.

» La chaleur exerce une influence sur les phénomènes d'ivresse; ils étaient plus prononcés par les grandes chaleurs de l'été que par une température modérée. Nous avons cru devoir suspendre l'emploi du médicament pendant les grandes chaleurs et envoyer le malade à Vichy, où il est en ce moment.

» L'acide phénique a ranimé l'appétit, les digestions ont toujours été excellentes ainsi que le sommeil. Les matières fécales n'étaient pas désinfectées à leur sortie de l'intestin; pendant cinq mois que ce malade a pris ce médicament à la dose plus que suffisante pour opérer leur désinfection, elles ont toujours présenté leur mauvaise odeur. L'urine exhalait une très-faible odeur d'acide phénique.

» L'action sur la peau a été des plus remarquables : un grand nombre de tubercules sont guéris, ceux qui ne le sont pas encore entièrement sont considérablement améliorés. Il en est de même pour (*sic*) les indurations du tissu cellulaire. On voit maintenant le mouvement des tendons à travers la peau. La sensibilité de la peau est rétablie sur beaucoup de points et améliorée dans d'autres. Les élevures de la peau et les taches jaunes dont j'ai parlé ont aussi disparu sur beaucoup de points et bien diminué sur d'autres. Tel est, après six mois de traitement, l'état de ce malade qui doit revenir prochainement recommencer son traitement.

» *Deuxième observation.* — M. M. S... de Saint-Paul, Brésil, d'une stature moyenne, est atteint depuis deux ans d'éléphantiasis tuberculeux. Le malade ne parlant pas français, je ne puis avoir des renseignements sur le début et la marche de sa maladie, pour laquelle il a suivi au Brésil plusieurs traitements sans succès. Son frère, plus âgé que lui, que j'ai vu, est atteint de la même affection.

» Ce malade, qui m'a été adressé par M. Bazin, est entré chez moi le 11 mars dernier.

» Voici quel était son état à cette époque :

» Des tubercules de différents volumes, mais ne dépassant pas celui d'une noisette, existaient sur la face, les lobules des oreilles et sur les membres. Les bras et les membres inférieurs en étaient couverts; leur couleur était livide, aucun n'était ulcéré. Le tronc ne présentait que quatre plaques rouges, deux siégeant au niveau des omoplates et deux sur la région lombaire. Il n'y avait pas de plaques jaunes comme sur le précédent malade. De très-larges taches noires sous-épidermiques existaient sur la partie antérieure des cuisses; il n'existait que quelques poils dans cette région. Le tissu cellulaire était un peu induré sur plusieurs points. La sensibilité sur les parties malades était abolie. L'état général était mauvais, les digestions étaient difficiles; il a eu plusieurs fois des vomissements. Son facies exprimait une grande altération dans l'économie; les membranes muqueuses étaient pâles; rien dans les poumons. Des accès de fièvre intermittente de dix heures de durée éclatèrent; un traitement approprié (quinquina, sulfate de quinine), nous en rendirent (*sic*) maîtres en quelques jours. Puis je lui fis suivre un traitement tonique ferrugineux qui améliora l'état général.

» Le traitement par l'acide phénique ne fut commencé que le 20 avril. L'acide fut employé *intus et extra*. A l'intérieur, je débutai par 25 centigr. d'acide phénique matin et soir, dissous dans un verre d'eau. Cette faible dose détermina des symptômes d'ivresse qui se répétaient à chaque prise du médicament. Néanmoins j'augmentai graduellement la dose jusqu'à 75 centigr. matin et soir, dissous dans un verre d'eau, mais je ne pus dépasser cette dose. Le malade me disait : *moi en ribotte toujours*.

» Les symptômes d'ivresse étaient tels qu'ils l'obligeaient à se coucher. Le badigeonnage de la peau en provoquait aussi; en moins d'une heure, ils étaient complétement dissipés. Les matières fécales de ce malade n'étaient pas désinfectées au moment de leur expulsion; elles sentaient très-mauvais. A l'extérieur, j'employai l'acide phénique dissous dans du vinaigre de vin (6 p. 100), un badigeonnage par jour.

» Les plus gros tubercules fuient plusieurs fois cautérisés légèrement avec l'acide alcoolisé (parties égales).

» Sous l'influence de ce traitement et d'une bonne alimentation, une véritable métamorphose s'opéra dans l'état du malade. L'appétit se réveilla en même temps que la gaieté, les forces revinrent très-rapidement, les tubercules de la face et des oreilles disparurent en moins d'un mois ; ceux des membres s'affaissèrent beaucoup. La sensibilité se rétablissait à mesure que l'amélioration se manifestait.

» M. Bazin, qui avait été témoin de ce beau résultat, me pria au commencement de juin de lui conduire ce malade à l'hôpital Saint-Louis pour le présenter aux médecins et aux élèves qui suivaient son cours, ce que je fis. Tous ont constaté ce que je viens de dire.

» Aujourd'hui, 16 août, le malade est à Vichy, il reviendra, comme le précédent, le mois prochain, pour terminer son traitement.

» M. Bazin m'a adressé un troisième malade, Brésilien, âgé de 18 ans, atteint aussi de cette maladie ; mais il y a très-peu de temps que son traitement est commencé. Je ne puis encore savoir le résultat qu'il donnera.

» La maladie a un autre aspect que sur les précédents. L'affection se présente sous formes de plaques circinnées. Le malade prend l'acide phénique à la dose de un gramme par jour, et je le badigeonne avec l'eau phéniquée saturée.

» M. Bazin a employé ce traitement en ville et à l'hôpital. Il a constaté les mêmes résultats. Il me disait tout récemment : « *L'acide phénique est bien préférable à tout ce que j'ai employé* » *jusqu'à ce jour pour combattre cette maladie.* »

Il est difficile de croire que des histoires de malades qu'on dit avoir présentés à toute une clinique d'hôpital aient pu être inventées ou même embellies au point qu'il n'y ait pas, dans ces histoires, au moins un certain fond de vérité. Or, si peu qu'il y en ait, les observations que nous venons de rapporter ont une grande importance. La lèpre tuberculeuse a été jusqu'à ce jour à peu près constamment incurable, et personne, jusqu'à présent, n'a cru aux cures miraculeuses opérées par la plante *hydrocotyle asiatica*, importée en France par le pharmacien Lépine, et préconisée aujourd'hui contre toutes les maladies de la peau dont elle n'améliore pas même une seule. L'acide phénique aurait donc amené, dans les cas qui précèdent, une amélioration que n'a jamais produite aucune autre substance, dans une maladie qui conduit, sans exception, le malade à la plus affreuse des morts. Devant de pareils faits, on ne peut que s'étonner des paroles que M. Lemaire prête à M. Bazin, mais qu'il n'a jamais prononcées, nous aimons à le croire pour son honneur de dermatologiste. Ne semblerait-il pas, en effet, d'après ces paroles, que M. Bazin aurait à traiter des lèpres tuberculeuses, en ville et à l'hôpital, comme il peut avoir à traiter des pityriasis ou des eczémas, alors que des spécialistes très-occupés peuvent passer dix ans à Paris sans en observer un seul cas! Comment! depuis le milieu de 1864, époque où doivent s'être passés les faits rapportés par M. Lemaire — je dis *doivent*, parce qu'on sait que l'exact et véridique observateur, qui se plaint de l'absence des dates dans les observations des aut s, n'en met presque jamais aux siennes — depuis, dis-je, le milieu de 1864 jusqu'à la fin de l'année, M. Bazin aurait eu l'occasion d'appliquer, en ville et à l'hôpital, l'acide phénique au traitement de la lèpre tuberculeuse? Espérons que l'honorable dermatologue, qui n'a probablement jamais lu les paroles de M. Lemaire, s'empressera de les démentir dès que nous les lui aurons signalées; ce démenti est absolument indispensable à son crédit scientifique. Et puis, que signifieraient ces autres paroles, en présence de résultats aussi admirables que ceux dont M. Lemaire a rendu M. Bazin témoin : « l'acide phénique est *bien préférable* à tout ce que j'ai employé? » bien préférable! je le crois parbleu bien! tout ce que vous avez employé n'a jamait fait résoudre un seul tubercule lépreux, n'a jamais arrêté une seule gangrène lépreuse, n'a jamais amené ni hâté une seule cicatrisation d'ulcère lépreux, n'a jamais dissipé une seule anesthésie lépreuse; et l'acide phénique opère tous ces miracles en quelques semaines, et vous vous contentez de dire que l'acide est *bien préférable!* oui, c'est préférable, à peu près comme la vie est préférable à la mort! Si ces faits se sont passés tels que

M. Lemaire les expose, il y a tout simplement à écrire au-dessous de la médication phéniquée ce que Voltaire voulait qu'on écrivît au-dessous de chaque page de Jean Racine : admirable ! admirable ! admirable !

Une chose nous a profondément étonné, c'est que M. Bazin ait eu la pensée d'envoyer à Vichy, *sous prétexte de chaleur*, les malades qui avaient déjà obtenu un si grand bienfait de la médication phéniquée, au risque de compromettre tout ce qu'on avait gagné. Que peuvent donc aller faire aux eaux débilitantes de Vichy des malheureux dont la constitution est plus ou moins épuisée ? Est-ce qu'on a jamais vu les alcalins naturels ou artificiels résoudre un tubercule lépreux ? Est-ce qu'il y a un motif quelconque de supposer qu'une telle résolution pourrait être obtenue par ces moyens ? Encore une fois, qu'allaient donc faire à Vichy ces lépreux ? Satisfaire des fantaisies thérapeutiques que des médecins sérieux ne doivent point se permettre. Si la médication phéniquée avait déjà produit les résultats exposés par M. Lemaire, — et il faut bien espérer que le témoignage de M. Bazin n'aurait pas été invoqué impunément, pour parler au public crédule — il n'y avait qu'une chose à faire, poursuivre par tous les procédés imaginables l'application de ce traitement, qui avait donné, en quelques semaines, ce qu'aucun autre n'a jamais donné dans un temps quelconque. M. Bazin a-t-il rattrapé ces malades, après leur voyage à Vichy ? Ce voyage n'a-t-il pas détruit ce que l'acide phénique avait fait ? la médication phéniquée a-t-elle pu être reprise ? a-t-elle pu achever l'œuvre admirable qu'elle avait si bien commencée ? Questions importantes, dont la science ne peut attendre la solution qu'avec anxiété, car il ne s'agit de rien plus que de rendre curable une des plus affreuses maladies qui affligent l'espèce humaine, et qui a toujours été rebelle aux ressources de l'art.

Nous n'ajouterons plus qu'un mot, c'est pour conseiller aux praticiens qui auront l'occasion d'appliquer la médication phéniquée au traitement de la lèpre tuberculeuse, d'ajouter aux moyens employés dans les cas précédents, l'usage des injections phéniquées hypodermiques. L'expérience de ces dernières années nous a démontré que ces injections avaient une influence résolutive, et une influence que les anciennes théories appelleraient dépurative, plus prononcées que les autres voies d'administration de l'acide; pour nous, il est infiniment probable que cette influence est simplement une action parasiticide, et il est naturel, dès lors, que cette action soit d'autant plus énergique que les parasiticides arrivent moins modifiés sur les parasites; là est sans doute le secret de la supériorité de la méthode sous-cutanée. Le parasitisme n'est pas encore démontré, il est vrai, dans la lèpre tuberculeuse; mais les conditions dans lesquelles cette cruelle maladie se développe, aussi bien que sa forme et sa marche, indiquent d'une manière presque certaine, que c'est bien à un parasite qu'elle est due, comme les fièvres intermittentes, comme la peste, comme la fièvre jaune, comme le goître même, comme toutes les endémies, probablement.

ART. VI. — DE L'ÉRYTHÈME.

Beaucoup de maladies de la peau ont donné matière à des classifications et à des distinctions et sous-distinctions dont la fantaisie est le caractère dominant. Nous n'avons pas à nous mêler aux classificateurs, ni à mettre de l'ordre dans leurs systèmes, fort heureusement. Une seule de ces classifications nous intéresserait particulièrement, quoique le gâchis n'y soit pas moindre que dans les autres — ce serait plutôt le contraire — c'est la classification de M. Bazin, où nous trouvons quatre espèces — nous croyons du moins que M. Bazin appelle cela des espèces quoique nous n'en soyons pas bien sûr..., ni lui non plus, peut être — d'érythèmes produits par des parasites. Mais M. Bazin ne donne pas les noms de ces parasites; il nous en donne un seul, c'est celui d'un *trichophyton*, et ce trichophyton est celui qui produit une teigne; en sorte que l'érythème ne serait en réalité, dans ce cas, qu'une des phases initiales de la teigne. Quant aux trois autres parasites érythématogènes, M. Bazin paraît les admettre théoriquement, et, par conséquent, ne les connaît pas pour les avoir vus. Nous ne ferons pas à M. Bazin un reproche d'avoir admis ces trois parasites théoriquement, tout au contraire; nous croyons qu'on trouverait un beaucoup plus grand nombre de formes d'érythèmes qu'i est rationnel d'attribuer à des parasites, sans en excepter celle de l'érythème que M. Bazin attribue à l'une des trois colonnes de sa dermatologie, à cette bizarre *arthritis*, qui n'est plus, dans le langage de M. Bazin, une inflammation d'une articulation, mais une maladie générale ou une diathèse, vulgairement connue sous le nom de goutte et de rhumatisme. Pourtant, M. Bazin attache une importance énorme à ne pas confondre l'érythème arthritique — ne pas confondre avec un érythème des articulations — avec un érythème parasitaire.

Quoiqu'il admette quatre érythèmes parasitaires, M. Bazin ne conseille les parasiticides que contre un seul, ou tout au plus contre deux; mais il ne les conseille pas contre cet érythème du nez et de la face que nous avons dit n'être qu'un premier degré de la couperose, ce que M. Bazin, par parenthèse, admet aussi à l'article *érythème*, quoiqu'il n'en dise rien à l'article *acné*. Nous avons fait connaître les résultats remarquables et inattendus que les cautérisations phéniquées légères donnent dans ce cas; nous croyons que les mêmes résultats seraient obtenus dans tous ou presque tous les érythèmes de longue durée. Quant à ces érythèmes fugaces, comme celui qui résulte d'une insolation, d'un froissement, etc., nous croyons que ce qu il y a de mieux à faire, c'est de laisser l'organisme se guérir lui-même, et de ne pas même employer un parasiticide ou la poudre de lycopode, deux moyens assez différents, que M. Bazin paraît mettre, on ne sait trop pourquoi, sur la même ligne; si l'on voulait absolument, dans ces cas si simples, abréger la durée de l'érythème, nous pensons que des compresses d'eau froide constamment renouvelées à mesure qu'elles s'échauffent, rempliraient mieux le but que toutes les poudres du monde. Dans plusieurs formes chroniques d'érythème, quand la maladie tendra à se perpétuer, on se trouvera bien d'ajouter, aux *astrictions* avec l'acide phénique pur, l'usage de notre sirop phéniqué titré, à la dose de deux cuillerées par jour, une le matin et une le soir.

ART. VII. — DU FURONCLE. — DE L'ANTHRAX.

Entre le furoncle et l'anthrax dit bénin, les pathologistes n'établissent qu'une différence de degré; ils établissent une différence beaucoup plus grande, ce qu'ils appellent assez volontiers une différence de *nature*, entre l'anthrax *bénin* ou gros clou et l'anthrax *malin* ou inflammation gangréneuse du derme et du tissu cellulaire sous-cutané. L'anthrax malin ne nous paraît pas différer beaucoup plus de l'anthrax bénin que celui-ci du clou simple. Dans le clou simple, la gangrène n'atteint qu'un faisceau de tissu cellulo-adipeux renfermé dans les mailles du derme; dans l'anthrax bénin, elle en atteint plusieurs et parfois quelques portions du derme lui-même; enfin, dans l'anthrax malin, la gangrène envahit une plus ou moins grande étendue de tissu cutané et cellulo-adipeux, sans en respecter aucun des éléments; il y a de la gangrène partout, l'étendue seule varie; et quand on découvrira les parasites qui, selon toutes les probabilités, produisent ces trois affections, on trouvera, sans doute, que ces parasites sont de la même espèce. M. Lemaire a bien trouvé, dit-il, dans la sanie qui baigne les tissus non encore envahis par la gangrène des granules qui ont donné naissance à des bacterium, à des vibrions, et à des spirillum, et, dans le pus, des *bacterium punctum* et des *monas punctum*; mais ces parasites sont ceux qui s'observent dans la putréfaction et la suppuration; il n'est pas probable que ce soient ceux qui déterminent la formation du furoncle et de l'anthrax. M. Bazin admet bien aussi un furoncle parasitaire ou, pour mieux dire, deux : mais l'un serait produit par le sarcopte de la gale, l'autre, par le trichophyton de la teigne tondante. Ce ne sont pas là des parasites du furoncle, ni même des causes accidentelles de furoncles. Quand un furoncle vrai se développe dans la gale ou dans la teigne, c'est une complication, mais ce n'est point un résultat du sarcopte ou du trichophyton. Le parasite du furoncle et de l'anthrax est donc à chercher.

M. Lemaire dit, dans son traité prétendu de l'acide phénique, que « le coaltar saponiné » — il a oublié d'ajouter : *et l'acide phénique* — « est un médicament précieux pour combattre l'inflammation spéciale *déterminant les anthrax.* » On croyait, avant

M. Lemaire, que l'inflammation *que déterminent les anthrax* constitue précisément les anthrax eux-mêmes, tout comme la paralysie *qui détermine l'amaurose* est précisément l'amaurose; mais des idées si simples ne sauraient probablement entrer dans le cerveau trop compliqué de M. Lemaire; laissons-le donc à ses profondes combinaisons, et occupons-nous du traitement du furoncle et de l'anthrax. Puisque M. Lemaire a oublié, cette fois, d'ajouter les mots sacramentels: « ET *l'acide phénique*, » à l'aide desquels il a cru transformer son traité du coaltar en traité sur l'acide phénique, réparons son oubli qui, du reste, n'est que dans la partie dogmatique de l'article anthrax; car dans les observations, on voit que c'est l'acide phénique que M. Lemaire a employé, quand il a très-bien réussi, et le coaltar, quand il a réussi moins bien ou qu'il a échoué. C'est qu'en effet, dans le traitement du furoncle et de l'anthrax comme dans le traitement de toutes les maladies où les désinfectants et les parasiticides sont indiqués, la supériorité de l'acide phénique sur le coaltar, même dit saponiné, est éclatante. Quant au meilleur mode d'emploi de l'acide phénique, ce n'est pas tout à fait celui qu'indique M. Lemaire, voici comment cet acide doit être employé.

Si le furoncle ou l'anthrax sont à leur début et s'ils paraissent ne devoir se présenter qu'avec une intensité modérée, on appliquera sur la partie inflammée et au pourtour des compresses imbibées d'eau phéniquée à un demi, un, deux ou même trois et quatre pour cent, suivant la sensibilité du malade; il sera inutile d'attendre, pour faire ces applications, que la période inflammatoire soit passée, sous prétexte que l'acide phénique est un « irritant; » cette vieille routine surannée, car on ne peut même pas donner à une pareille conception le nom de doctrine, de traiter toutes les inflammations par les « antiphlogistiques, » et de s'abstenir des « irritants, » des « excitants, » des « toniques, » est encore suivie, il est vrai, par tous les professeurs officiels et non officiels de médecine, y compris même le réformateur, M. Bazin; mais elle n'en vaut pas mieux pour cela; nous nous contentons de renvoyer le lecteur aux quelques remarques que nous avons présentées sur la classification des médicaments. (Voir ci-dessus, p. 168 et suiv.)

Il faut craindre si peu ses effets irritants avec l'acide phénique, que cet acide peut même être employé pur et appliqué directement sur le centre du bouton à l'aide d'un pinceau. Loin d'irriter le mal, cette cautérisation arrête souvent l'inflammation et *sèche* le bouton à la manière dont la gelée *sèche* un bouton naissant sur l'arbre.

Outre les applications locales d'acide phéniqué, constamment renouvelées et faites au besoin avec une certaine masse de charpie imbibée au lieu de compresses, afin d'éviter l'évaporation, on prescrira à l'intérieur une solution phéniquée à demi ou un pour cent, ou mieux notre sirop phéniqué titré.

Si le furoncle se présente, dès le début, sous les apparences d'un anthrax et surtout malin et étendu, aux moyens précédents il faudra ajouter des injections phéniquées sous-cutanées à un pour cent; on injectera cinq grammes de solution chaque fois, soit cinq centigrammes d'acide, et l'on renouvellera l'injection deux fois par jour (trois injections en tout), aussi longtemps que la maladie ne décroîtra pas; en cas de décroissance légère, on se contentera de deux ou d'une injection; si la décroissance est très-prononcée, on pourra les suspendre définitivement, en continuant les autres moyens. Si, par exception, la maladie arrivait néanmoins à gangrène, ou si elle y était déjà arrivée quand on a été appelé, les moyens à employer ne devraient pas être différents; les pansements phéniqués sont les meilleurs qu'on puisse employer contre les suppurations de bonne ou de mauvaise nature et contre les plaies gangréneuses; on pourrait seulement, dans ces cas, remplacer la solution aqueuse par une pommade ou un glycérolé, quoique l'acide phénique en solution soit presque toujours préférable. On s'abstiendrait, bien entendu, à cette période des injections hypodermiques; mais on continuerait l'usage du sirop, même après la cicatrisation; car on sait que les furoncles se renouvellent presque inévitablement, comme les anthrax sont presque inévitablement suivis de furoncles, — nouvelle preuve de l'identité des deux maladies, — et la persévérance dans l'usage du sirop aura pour effet de prévenir très-souvent la répétition de ces éruptions fort incommodes, quand elles ne sont pas très-douloureuses, ce qu'elles sont trop souvent.

ART. VIII. — DE L'HERPÈS.

L'herpès est en pathologie cutanée presque le pendant de l'eczéma ; il a même probablement paru plus important à certains pathologistes, puisque c'est lui qui a donné son nom à la constitution, au vice, à la diathèse *herpétique*. Cet honneur n'est cependant pas justifié, car l'importance et la fréquence de l'herpès sont loin d'égaler celles de l'eczéma, même en laissant dans l'herpès l'hydroa et le zona, qui, suivant nous, doivent en être nettement séparés. Ce qui nous intéresserait dans l'herpès, ce serait l'herpès parasitaire dont M. Bazin admet trois espèces, l'herpès circinné, l'herpès iris et l'herpès nummulaire ; mais ces trois espèces n'en font même pas une, car elles ne sont, toutes les trois, qu'une des périodes initiales de la teigne trichophytique (1). C'est une des innombrables bizarreries — pour nous contenter d'un mot doux — de la classification peu classifiante de M. Bazin, mais classification qu'il croit tellement parfaite, qu'elle le dispense le plus souvent de parler du traitement, ou qu'elle lui permet de n'en parler que pour en donner le titre : pour l'herpès il ne le donne même pas toujours, et l'on est réduit à deviner ce que M. Bazin prescrirait dans tel ou tel cas. M. Bazin, qui est un parasiticiste chaleureux, n'admet que trois espèces d'herpès parasitaire, lesquelles, ainsi que nous venons de le voir, en font à grand'peine une ; nous nous permettrons d'être plus royalistes que le roi Bazin, — si toutefois le titre de roi suffit à son ambition ; — nous croyons que tous les herpès, mais surtout l'hydroa, le zona et l'herpès *post-febrilis*, que M. Bazin appelle à tort, avec tous les routiniers, herpès *critiques*, — car ils surviennent à la fin des maladies, quand il n'y a, par conséquent, plus de crises à opérer, — sont causés par des parasites ; les formes arrêtées, parfois quasi-géométri-

(1) Il est vrai que M. Bazin appelle ces herpès tantôt des *espèces*, tantôt des *variétés*. Mais il ressort assez clairement de son langage qu'il ne se forme pas, malgré ses nombreuses définitions, une idée bien nette de ce qu'est une espèce et de ce qu'est une variété. Ce sont là, pour lui, des mots qu'on écrit comme ils arrivent sous la plume, mais auxquels on aurait tort d'attacher aucun sens précis, d'après les principes d'histoire naturelle de M. Bazin.

ques, l'élection de certains lieux précis, la marche même, tout indique que sous ces vésicules herpétiques s'opèrent des évolutions de parasites probablement animaux, pour les formes aiguës, tout au moins.

Quant au traitement de ces accidents, les lotions phéniquées seules suffiront dans les formes aiguës; les lotions et le sirop phéniqué, dans les formes chroniques. Nous dirons aux articles hydroa et zona les indications spéciales que ces affections réclament.

ART. IX. — DE L'HYDROA.

M. Bazin sépare l'hydroa des herpès et il a bien raison (1); il en fait un *genre* à part. Un genre, c'est beaucoup dire. Il est vrai que, fidèle à son habitude de n'attacher aux mots que le sens que chacun préfère ou même aucun sens, M. Bazin divise ce *genre* en trois *variétés*, et le moindre jardinier sait que les *variétés* ne sont pas des divisions du *genre*, mais seulement de l'*espèce*. Au reste, ce n'est malheureusement pas toujours dans la classification que M. Bazin se montre peu sévère; il traite parfois trop légèrement les faits mêmes qui servent de base à la pierre fondamentale de ce qu'il croit être sa doctrine. Par exemple, l'hydroa est pour lui le symptôme de la fameuse entité qu'il désigne sous ce néologisme — déjà par nous qualifié — d'*arthritis*. « Cette affection, dit-il, s'est *toujours* manifestée chez des sujets qui avaient présenté ou présentaient encore des symptômes d'arthritis. » Le mot *toujours* est répété à plusieurs reprises; il est donc bien établi que M. Bazin n'a jamais observé l'hydroa que chez des sujets rhumatisants — ce qui,

(1) Où M. Bazin a moins raison, c'est dans la critique vive qu'il fait de la classification de M. Hardy, dans laquelle l'herpès est supprimé comme maladie distincte. Il est évident que l'herpès appartient à une foule de maladies différentes; mais on pourrait en dire autant de beaucoup de maladies de la peau, sinon de toutes. Les classificateurs anatomistes eux-mêmes, Willan, Batteman, Biett et Cazenave, n'ont point ignoré cela, et ils ont donné en partie leurs classifications anatomiques comme destinées à faciliter l'étude et le diagnostic des dermatoses. C'est en cela seulement, que M. Hardy aurait eu tort d'abolir de sa propre autorité l'herpès, sans abolir en même temps les autres *genres*, qui ne sont guère mieux fondés. Mais ce n'est pas là ce qui peut autoriser M. Bazin à diviser les *genres* en *variétés*. Ceci ne pourrait se faire sans le consentement de Jussieu ou de Cuvier, et nous prévenons M. Bazin qu'il n'obtiendra pas ce consentement.

par parenthèse, ne suffirait pas tout à fait pour démontrer que la maladie soit due à la diathèse rhumatismale ou, si l'on veut absolument, *arthritique*. — Or, pour étayer ce principe absolu, M. Bazin rapporte une seule observation d'hydroa, et dans cette seule observation on lit ce qui suit :

« Antécédents de famille :

» Père mort depuis longtemps, sur lequel il (le malade) ne peut nous donner de renseignements positifs.

» Mère morte, il y a dix-huit ans, d'un cancer du sein.

» Antécédents du malade :

» Pas d'antécédents scrofuleux ni syphilitiques. Une seule blennorrhagie déclarée il y a un an, d'une durée d'un mois environ.

» Bonne constitution, système musculaire bien développé. Pas de trouble manifeste du côté de l'estomac ni des autres viscères, si ce n'est un peu de tendance à la constipation. *Pas de rhumatismes ni de névralgies.* »

Et voilà comment l'hydroa s'est développé, TOUJOURS, chez des sujets qui étaient ou qui avaient été atteints *d'arthritis* — qui n'est plus une inflammation des articulations, mais la cause de cette inflammation et de beaucoup d'autres phénomènes morbides, qui est le rhumatisme et la goutte, enfin —.

Quant au traitement de toutes les espèces ou de toutes les variétés d'hydroa, voici à quoi il se borne, pour M. Bazin.

Pour l'hydroa vésiculeux :

« *On devra se borner* à prescrire des bains alcalins et à employer des moyens hygiéniques : on recommandera simplement le repos, un régime doux et des boissons diurétiques. »

Pour l'hydroa vacciniforme :

« Le traitement alcalin paraît indiqué dans cette affection. N'oublions pas que les eaux salines de Bourbonne ont procuré une guérison rapide et radicale, alors que les autres médications avaient complétement échoué. »

Enfin, dans l'hydroa bulleux, M. Bazin administre les amers et le sirop alcalin (singulière association) et applique les poudres d'amidon et de tan sur les surfaces malades. Plus tard, *pour détacher les croûtes*, il prescrit des bains de carbonate de potasse (100 à 120 gram. par bain).

Nous croyons, nous, qu'on ne devra jamais se borner à ces moyens, non-seulement dans l'hydroa bulleux ou vacciniforme et le plus souvent chronique, mais pas même dans l'hydroa vésiculeux, dont la marche est le plus souvent aiguë ou subaiguë. Sans nous appesantir sur le « régime *doux*, » que M. Bazin, avec toutes les commères, conseille dans presque toutes les maladies, sans bien se rendre compte de ce que peut bien être ce régime, nous croyons qu'on devra proscrire, dans le plus grand nombre des cas au moins, les alcalins dont M. Bazin, sans les commères, cette fois, fait un énorme abus. Loin de craindre la rupture des vésicules ou des bulles et d'attendre la formation des croûtes pour agir sur la peau, on devra dénuder le plus tôt possible le derme, et le lotionner avec de l'eau phéniquée à 1 ou 2 p. 100, ou même plus; et si les surfaces atteintes ne sont pas trop étendues, on laissera à demeure sur elles de la charpie imbibée de la même solution. Si la maladie affecte la forme chronique ou seulement sub-chronique, on ajoutera aux moyens externes l'usage de notre sirop phéniqué à l'intérieur. Les injections hypodermiques ne seraient utiles que si la maladie offrait une généralisation et une durée exceptionnelles. Dans les cas d'opiniâtreté de l'éruption sur des points particuliers, on se trouvera bien de diriger, tous les jours, pendant quinze ou vingt minutes, sur ces points une vigoureuse douche de poussière d'eau phéniquée à 2, 3 ou 4 p. 100, jusqu'à ce que l'éruption ait complétement disparu, et que la formation d'un épiderme normal soit opérée. Quant au régime, c'est-à-dire à l'alimentation, il ne devra avoir aucun caractère particulier. Il est entendu, toutefois, que si une mauvaise alimentation avait paru contribuer au développement de la maladie, il faudrait prescrire un régime substantiel; de même que, dans le cas contraire, il faudrait interdire tout excès d'alimentation solide et surtout liquide.

Art. X. — De l'impétigo.

L'impétigo est encore une des grandes formes des maladies cutanées qui, de même que l'herpès et plus que l'eczéma, a été rapporté à de nombreuses causes. Parmi ces causes se trouvent des parasites végétaux et animaux, des parasites, par conséquent divers eux-mêmes, qui n'ont rien de spécial à l'impétigo, et appartiennent à d'autres maladies; M. Bazin compte quatre espèces de ces parasites : le sarcopte de la gale, les *pediculi*, le végétal de la teigne faveuse (achorion), et celui de la teigne tondante (trichophyton). Ces parasites n'ont donc que deux intérêts pour nous : l'un, c'est de démontrer que des parasites divers peuvent déterminer des pustules impétigineuses fort analogues, sinon absolument semblables entre elles; l'autre, c'est d'établir la probabilité que, si un certain nombre de pustules impétigineuses sont dues à des parasites divers, toutes les autres reconnaissent des causes analogues.

De cette considération découle le traitement, mais non pas, assurément celui des dermatologues, et surtout celui de M. Bazin, que nous citons toujours de préférence, parce qu'un parasiticiste comme lui devrait être en avant de tous les autres, tandis que, sauf pour le traitement de la gale et des teignes, il se met tout à fait à leur niveau. L'exposé du traitement de l'impétigo serait curieux à reproduire ici; malheureusement pour un hors-d'œuvre, même curieux, il prendrait un peu trop de place. Nous nous bornerons donc à l'analyser. Voici en résumé ce que conseille M. Bazin contre les diverses variétés de ce qu'il appelle l'impétigo *générique*, c'est-à-dire celui qui n'est produit par aucune cause spécifique, qui ne forme point, par conséquent, une espèce; c'est là toujours un des aspects de la classification fantastique de M. Bazin : tout ce qui ne forme point une espèce constitue un genre. Voici donc le traitement que conseille M. Bazin contre ce *genre :* 1° l'ouverture de la veine et les sangsues au voisinage de la région malade; 2° les cataplasmes émollients et les lotions avec l'eau de guimauve, l'eau de son, l'eau de sureau, l'eau de têtes de pavot, etc.; 3° les croûtes une fois tombées — que plus tard il recommandera de ne pas faire tomber, ces croûtes étant, comme il l'a dit et comme il le répète, le *meilleur des topiques*, — le saupoudrage avec les poudres adoucissantes et résolutives (amidon, fécule); 4° les bains pour diminuer l'éréthisme général; 5° les purgatifs doux (eaux de Sedlitz et de Pullna, les sulfates de soude et de magnésie, le calomel, l'huile de ricin, etc.;

6° les boissons rafraîchissantes ; 7° une hygiène sévère.

Voilà les moyens bons contre l'impétigo aigu, mauvais contre l'impétigo chronique; voici ceux qui doivent être employés contre cette dernière *forme*, qui paraît être le même *genre* :

8° Les préparations sulfureuses *intus et extra* (contre l'impétigo des scrofuleux seulement), eaux de Baréges, de Bonnes, de Cauterets, d'Enghien, de Bagnères, de Luchon, etc. ; 9° les bains de mer (mêmes cas), — chez les sujets forts, ces bains ramèneraient l'état aigu ; les bains ordinaires auraient le grave inconvénient de faire tomber les croûtes, le meilleur des topiques; — 10° les astringents et les résolutifs (décoctions émollientes additionnées d'alun, de sublimé, de sous-carbonate de soude ou de potasse, de sulfate de zinc, etc.); 11° les pommades au calomel, à l'oxyde de zinc, seules ou mélangées à des poudres absorbantes — (singulier mélange).

« Mais il arrive que l'impétigo résiste à tous les moyens précédemment mentionnés. » Alors, il faut modifier énergiquement les surfaces et employer :

12° L'huile de cade pure; 13° les cautérisations légères avec le nitrate d'argent, les acides nitrique, chlorhydrique étendus, le nitrate acide de mercure, etc.; 14° les douches de vapeur, simples ou médicamenteuses; 15° les douches d'eau sulfureuse ou sulfo-alcaline, en arrosoir; 16° si l'impétigo siége aux membres, accompagné d'œdème, la compression combinée avec la position; 17° dans l'impétigo rodens, cautérisations énergiques avec la teinture d'iode, la pierre infernale, *les* caustiques de Vienne *ou* de Canquoin, etc.; 18° ici, nous allons citer textuellement, nous dirons dans un instant pourquoi : « Si les ulcérations qui succèdent à l'impétigo malin ont un caractère *gangréneux* ou *phagédénique*, vous retirerez de grands avantages des lotions chlorurées ou toniques, des pansements avec le vin aromatique et *surtout avec le coaltar saponiné*, qui arrête d'une manière si prompte et si heureuse les suppurations de mauvaise nature. »

Et pour couronner cette longue liste de moyens, M. Bazin ajoute : « Bien pauvre serait la thérapeutique de l'impétigo, *si nous n'avions en réserve* d'autres ressources *plus assurées* contre une affection générale aussi rebelle. On pourrait s'étonner que l'auteur n'ait pas commencé par faire connaître ces dernières, et qu'il ait cru devoir suivre l'exemple de Nicollet ou des coquettes qui n'accordent qu'à la dernière extrémité leurs dernières faveurs. Mais la vérité est que les ressources « *assurées* » de M. Bazin ne valent pas mieux que les autres, et qu'elles sont assurées..... quand elles ont réussi, ce qui arrive..... quand il plaît à Dieu. Nous avouons cependant que, parmi ces moyens, il n'y en a pas d'aussi fâcheux que la saignée et les sangsues; et il est à peine croyable qu'on puisse trouver encore de notre temps un médecin assurément distingué, à ses heures, un réformateur conseiller la saignée et les sangsues contre l'impétigo! Mais sans être aussi mauvais, les moyens « assurés » ne sont pas assez bons pour que nous allongions la liste des précédents; nous allons donc indiquer rapidement celui qui, sans être absolument assuré, vaut cependant beaucoup mieux que tous ceux que se plaît à énumérer M. Bazin.

Mais auparavant, il nous faut dire pourquoi nous avons transcrit textuellement le passage relatif à l'impétigo *de mauvaise nature, gangréneux*. Dans beaucoup de passages que nous avons cités et dans beaucoup d'autres que nous avons omis, M. Lemaire répète à tout propos, que M. Bazin emploie avec le plus grand succès, dans tels et tels cas, l'acide phénique et plusieurs de ses préparations, notamment le glycérolé au millième — quoique la glycérine neutralise, suivant M. Lemaire, les propriétés de l'acide phénique; — il semblerait, à entendre notre véridique *imitateur*, que, depuis qu'il a appris à M. Bazin à se servir d'acide phénique, ce médicament forme la base de la médication de M. Bazin contre toutes les dermatoses. Or, dans tous ses ouvrages, M. Bazin parle *deux seules* fois d'acide phénique, une fois, dans le passage que nous venons de citer, et une autre fois ailleurs; et, dans ces deux passages, l'acide phénique c'est... le *coaltar saponiné!* le *coaltar saponiné!* employé contre une seule des formes, et la plus rare, de l'impétigo!! Voilà comment M. Lemaire continue d'écrire l'histoire! Il est probable qu'il n'a parlé que de coaltar à M. Bazin, tant qu'il a pu espérer que le coaltar dominerait l'acide phénique, mais que lorsqu'il a vu que son médicament, le seul qu'il eût été chargé d'expérimenter et qu'il eût réellement expérimenté thérapeutiquement, faisait le plongeon, lui s'est empressé de faire volte-face, et d'un coup de plume il a changé le coaltar en acide phénique, ou bien il s'est contenté d'ajouter le nom de celui-ci au nom du premier, ainsi que nous l'avons montré. M. Bazin, qui n'était pas dans le secret de cette évolution, a consenti à mentionner, deux seules fois, le coaltar; il ne savait pas que celui-ci était remplacé désormais par l'acide phénique. Au reste, nous avons la conviction profonde que M. Bazin n'aurait point suivi M. Lemaire dans la voie où il s'était engagé. M. Bazin peut avoir ses travers; il peut avoir des ambitions, hors de proportion avec son mérite; mais nous n'admettons pas un instant qu'il eût pu dire qu'il avait employé une substance, quand il en avait expérimenté une autre. C'est donc le coaltar et le coaltar exclusivement que M. Bazin a employé : il a eu raison de le dire; son seul tort a été de le faire. S'il avait employé l'acide phénique, il aurait pu se dispenser d'épuiser la longue et incomplète liste des moyens, que nous avons citée, et il aurait assurément obtenu de meilleurs résultats. Espérons pour ses malades que M. Bazin sera mieux inspiré à l'avenir.

Il serait inutile d'entrer dans des développements sur la manière dont on doit appliquer l'acide phénique contre l'impétigo ; nous n'aurions qu'à répéter ce que nous avons dit aux articles herpès et eczéma.

ART XI. — DE L'INTERTRIGO.

Je recommande la seconde des phrases qui suivent aux collectionneurs ; elle est, comme on dit, à tailler au couteau. « *Intertrigo.* — Le coaltar saponiné est un excellent moyen pour combattre cette affection. Lorsqu'il existe de la mauvaise odeur, *elle* est enlevée promptement par *la saponine* qu'*elle* contient! » Inutile de dire que cette phrase est de M. Lemaire et qu'elle sent son coaltar à cent lieues à la ronde. La vérité est que quelques lotions d'eau phéniquée au centième, et, au besoin, l'application de compresses imbibées de la même solution suffisent pour enlever l'odeur de l'intertrigo et faire disparaître en quelques jours cette affection, sans coaltar et sans *saponine*, et mieux qu'avec l'un et l'autre. C'est tout ce qu'il y a à dire, au point de vue thérapeutique, de la petite, très-petite maladie désignée sous le nom d'intertrigo.

ART. XII. — DE LA KÉLOÏDE.

L'occasion ne nous a pas été donnée d'appliquer la médication contre cette maladie dont la marche bizarre nous paraît propre à faire soupçonner qu'elle est causée par la présence dans le derme de quelque parasite. Nous engageons donc les praticiens qui auront à traiter la kéloïde à essayer la médication phéniquée, telle que nous l'avons décrite à l'article couperose. On ne devra toutefois recourir à l'application de l'acide pur à l'aide d'un pinceau, que lorsqu'on n'aura pas l'espoir de réussir par les autres procédés, parmi lesquels on n'oubliera pas, bien entendu, les injections sous-cutanées.

Chose bizarre ! maintenant que l'impulsion est donnée, on trouve des parasites là où les moins entêtés n'auraient pu en supporter même l'idée, c'est-à-dire dans la kéloïde. Nous en dirons quelques mots dans notre *Supplément*.

ART. XIII. — DE LA LÈPRE.

Depuis les Grecs, jusqu'à nous, le nom de lèpre a été donné à tant d'affections diverses de la peau, que ce qu'on a de mieux à faire aujourd'hui, c'est de le bannir complétement du langage scientifique. Le sens le plus général qu'on lui accorde actuellement est synonyme d'éléphantiasis des Grecs ou lèpre tuberculeuse ; nous renvoyons donc au mot éléphantiasis.

ART. XIV. — DU LICHEN.

Quand le lichen n'occasionne que des démangeaisons très-légères, à plus forte raison s'il n'en occasionne pas du tout, ce qu'il y a de mieux à faire, s'il a une marche aiguë, c'est de l'abandonner à sa marche naturelle, qui le conduit promptement à la disparition. S'il tend à passer à l'état chronique, l'usage du sirop phéniqué suffira probablement pour empêcher cette transformation ; on y joindra au besoin les lotions avec l'eau phéniquée à un pour cent. Ces lotions seront indispensables, quand le lichen s'accompagnera de démangeaisons vives; on pourra même employer, dans ce cas, une solution saturée, et même les astrictions avec l'acide pur, telles que nous les avons décrites à l'article acné.

M. Bazin admet deux parasites dans certaines variétés de lichen, mais ces parasites sont ceux de la gale et de la teigne tondante; ce ne sont point des parasites lichénoïdes ou plutôt lichénogènes. Il est pourtant probable qu'il existe un parasite du lichen dit idiopathique; la prompte disparition des démangeaisons sous l'influence des lotions ou des cautérisations phéniquées rend l'existence de ce parasite très-probable; on se rappelle l'instantanéité de la cessation des démangeaisons causées par les oxyures; il y a quelque chose d'analogue dans la disparition de certaines démangeaisons cutanées. Il y a donc là un curieux champ d'exploration pour les micrographes, et probablement d'exploration que le succès couronnera.

Art. XV. — Du lupus.

Dans un traité de thérapeutique, on a l'habitude de supposer connues les maladies que l'on passe en revue, et dont on ne traite que la partie thérapeutique; ainsi faisons-nous ordinairement. Parfois, cependant, nous nous livrons à quelques discussions qui ne rentrent pas absolument dans le traitement, mais qui nous paraissent utiles, soit pour faire juger de la valeur expérimentale de celui-ci, soit pour en montrer la rationalité. C'est dans ce double but que nous croyons utile, avant d'aborder le traitement du lupus, de citer ce que M. Bazin dit de son pronostic. La citation a quelque étendue; mais le lupus est une maladie si grave, et son traitement est encore si peu avancé, que rien ne nous paraît devoir être négligé de ce qui peut conduire à quelque progrès dans la curation de cette terrible affection.

« Le traitement du lupus — dit M. Bazin — considéré au point de vue de l'affection générique (1), est beaucoup trop variable,

(1) Nous n'avons sans doute pas besoin de rappeler que M. Bazin entend par affection *générique* celle qui comprend deux ou plusieurs *espèces*, que M. Bazin

suivant sa nature, sa marche, son mode d'évolution, son siége, etc. » — Remarquez combien l'été est, ici, bien placé, — « pour qu'il soit possible de rien préciser à cet égard.

» Cette affection n'entraîne jamais directement la mort, mais est grave en raison de sa durée souvent longue, de l'action destructive qu'elle exerce sur les tissus, et des cicatrices plus ou moins difformes qui en sont la conséquence.

» La forme ulcéreuse est plus grave que la forme tuberculeuse simple.

» Votre jugement sera d'autant plus sévère, toutes choses égales d'ailleurs, que la lésion sera plus apparente à la vue, et répandue sur un plus grand nombre de points.

» Lorsqu'elle siége au voisinage des orifices naturels, lorsqu'elle s'étend aux muqueuses extérieures et aux organes des sens, elle peut entraver d'une manière plus ou moins complète l'exercice d'importantes fonctions.

» La marche du lupus doit être prise en sérieuse considération. S'il est stationnaire, s'il ne consiste qu'en un seul tubercule, en un seul groupe de tubercules, le cas est assurément moins sérieux que s'il s'étend de jour en jour, soit en surface, soit en profondeur.

» Enfin, il est un élément qui domine tous les autres, c'est celui *qui* donne au pronostic la connaissance de la nature du lupus. »

Il est probable qu'au lieu de *qui*, c'est *que* qu'il faut lire ; mais qu'on lise *qui* ou qu'on lise *que*, ce qu'il y a de certain, c'est que la phrase n'en sera pas plus claire pour le lecteur, ni les autres non plus, et qu'il n'y trouvera pas ce que tout médecin et toute personne, qui s'intéresse à un malade, doivent chercher dans un pronostic : la maladie guérit-elle ? guérit-elle souvent ? guérit-elle spontanément ? guérit-elle mieux à l'aide d'un traitement ? A toutes ces questions, M. Bazin répond par

appelle *variétés*. Nous ferons remarquer, seulement, que, dans la classification de M. Bazin, le genre lupus ne comprend que *deux espèces* : le lupus scrofuleux et le lupus syphilitique ; il semblerait donc que ce n'est pas le grand nombre des espèces qui devrait empêcher de résumer en peu de mots et assez exactement le pronostic du lupus ; mais les médecins en général ont horreur de la précision ; cette horreur n'est pas toujours sans motifs. Nous dirons lesquels.

ces mots qu' « un élément qui domine tous les autres c'est celui *qui* ou *que* donne au pronostic la connaissance de la nature de la maladie. » Or, comme le lupus n'a que *deux* « *natures*, » la *nature scrofuleuse* et la *nature syphilitique,* rien n'était plus facile, en ajoutant ou plutôt en substituant quelques lignes à celles qu'on vient de lire, que de dire : le lupus *scrofuleux* guérit ou ne guérit pas, dure tant de semaines, de mois, d'années, dans telles et telles circonstances et quand il offre tels ou tels caractères ; le lupus syphilitique guérit ou ne guérit pas, etc., dans telles ou telles autres circonstances. Pourquoi M. Bazin n'a-t-il pas dit cela, au lieu d'écrire une série de phrases alambiquées, qui se résument dans celles-ci : le lupus guérit quand il peut, et celui qui est moins grave ne l'est pas autant que celui qui l'est davantage ? seulement le plus grave ne tue pas. Cette dernière proposition est la seule positive du pronostic de M. Bazin ; mais il n'était pas nécessaire d'une page d'écriture pour la formuler. Pourquoi M. Bazin n'a-t-il pas dit autre chose ? pour deux raisons : l'une, très-bonne, c'est qu'il ne pouvait pas dire ce qu'il ne savait pas ; l'autre, mauvaise, c'est qu'il ne voulait pas dire ce qu'il savait. Ce qu'il ne savait pas, c'est le pronostic précis du lupus, autre que celui qui porte sur la question de vie ou de mort. Sans doute M. Bazin, comme tout le monde — j'entends tout le monde savant et non savant — sait que le lupus qui ronge est plus grave que celui qui ne ronge pas... tant qu'il ne ronge pas ; mais ce n'est pas là un pronostic de médecin, c'est un pronostic de M. de La Palisse ; mais M. Bazin ne sait pas à quels signes on peut distinguer un lupus *qui rongera* de celui qui ne rongera jamais, un lupus qui durera six mois de celui qui durera vingt ans, etc. Eh bien, quand on ne sait pas cela, il faut dire tout simplement, en cinq mots : je ne le sais pas. — Mais ce que M. Bazin savait, ce qu'il sait bien encore, c'est que si le lupus guérit, les dermatologues ne le guérissent pas ; et comme ils ne veulent pas plus faire l'aveu de leur impuissance que l'aveu de leur ignorance, ils s'évertuent à construire un échafaudage informe de phrases ridicules à faire pâlir celles de Molière-Sganarelle. Ce n'est pas ainsi que procèdent les chimistes et les physiciens, à moins que ces chimistes ne soient des Sansons ; encore ceux-ci distillent-ils souvent leurs sottises sans alambic, en pleine lumière, témoin les *quatorze* côtes données à l'homme, *coram populo* et sans sourciller (voir ci-après, article charbon des animaux). Ainsi, pour en revenir à l'objet essentiel de ce travail, les dermatologues, y compris M. Bazin, malgré un luxe de moyens thérapeutiques égal ou supérieur à celui de l'impétigo, ne guérissent pas le lupus; mais ils paraissent ne pas l'empêcher de guérir quelquefois : voilà le fait dépouillé de tout ornement. Sommes-nous plus heureux avec la médication phéniquée? incontestablement oui; mais nous nous hâtons d'ajouter que nous sommes loin de l'être autant que nous le désirerions et autant que nous le sommes dans une foule d'autres maladies de la peau. Dans la première édition de ce travail, nous avons publié deux premiers faits, les seuls que nous eussions observés alors, et que nous allons remettre sous les yeux du lecteur, en les faisant suivre des renseignements nouveaux que nous avons promis; nous dirons ensuite, d'une manière générale, les résultats que nous avons obtenus depuis dans plusieurs autres cas.

Lupus du visage, datant de vingt-quatre ans. — Mme Dubert, 35 ans. Elle avait 11 ans quand elle fut atteinte des premières plaques tuberculeuses; on lui a fait un grand nombre de remèdes. Malgré cela, lorsqu'elle a dû faire sa première communion, la maladie était déjà si développée, qu'il fallut lui couvrir le visage avec un voile. Elle a oublié le nom de toutes les substances prescrites par les médecins et par ceux qui s'improvisent guérisseurs. Ce qu'elle sait bien, c'est qu'elle a souffert beaucoup de leur application inutile. Deux fois elle a été à Saint-Louis. La dernière fois elle y est restée deux mois consécutifs sans qu'on ait pu, malgré des cautérisations très-douloureuses, obtenir la plus petite amélioration.

Mme Dubert s'est présentée pour la première fois à ma consultation le 4 mai 1865. Il est presque impossible de décrire l'état dans lequel j'ai trouvé cette malheureuse femme. J'ai eu recours à la photographie qui, malheureusement, n'a pu donner qu'une idée des reliefs produits par les croûtes et l'épaississement du derme : qu'on se figure une écorce de bois empreinte de végétations nombreuses et multicolores recouvrant tout le visage d'une femme de 35 ans, grasse et d'un tempérament très-lymphatique.

Ces croûtes envahissent les angles des deux yeux et le nez dans toute son étendue. L'angle de l'œil droit est en partie détruit, un tiers de l'aile du nez du même côté a été rongé, toute la joue droite est recouverte, ainsi que la lèvre supérieure et les deux tiers de la joue gauche; des bourgeons en relief sont parsemés sur cette joue qui n'aurait pas tardé à être envahie entièrement. — Il y avait ici : « *voir la photographie.* » Comme nous n'avons pu reproduire les photographies dans cette édition, nous sommes obligé de nous contenter de la description écrite.

En moins d'un mois, par la cautérisation à l'acide phénique et par l'application nocturne de la vitelline phéniquée à 15 p. 100, les croûtes sont tombées peu à peu, se sont reproduites plus minces, et sont retombées enfin pour ne plus revenir. Maintenant, il ne reste plus rien sur le visage; les deux angles des yeux sont guéris; l'ulcération profonde de l'angle de l'œil droit est comblée; il n'y a plus une seule croûte. Depuis le 7 juillet le visage a diminué d'un tiers de son volume. Il ne reste plus qu'un léger relief du derme en certains endroits et une rougeur générale qui a fait place aux croûtes. Ces rougeurs sont encore recouvertes de petites plaques furfuracées qui disparaissent, et déjà la rougeur générale est parsemée de petits îlots blancs. On dirait quelqu'un qui est recouvert de plaques d'urticaire. — Je renvoyais, ici, à une seconde photographie qui faisait ressortir d'une manière frappante l'amélioration obtenue beaucoup mieux que ne peut le faire une simple description.

« Ainsi, ajoutai-je, en 1865, un lupus dévorant du visage datant de *vingt-quatre* ans, soigné à plusieurs reprises dans un hôpital de Paris, et par un grand nombre de médecins; un lupus ne s'étant jamais arrêté dans sa marche lente, mais fatalement progressive et destructive, a été arrêté promptement et guéri presque entièrement par l'acide phénique, et cela en moins de cinq mois. »

Je puis ajouter aujourd'hui, que depuis le moment où j'écrivais ces lignes, Mme Dubert a continué à venir à ma consultation pendant deux mois pour achever sa guérison. Elle devait venir me revoir en cas de récidive; mais je ne l'ai plus revue. Comme je la traitais gratuitement et que je lui donnais même les médicaments, il est infiniment probable que la guérison s'est maintenue.

Voici le second fait précédent, que je publiais encore dans la première édition de cet ouvrage :

« J'ai en traitement un autre lupus dont l'amélioration rapide me donne la certitude d'une guérison prochaine. Ce cas est celui d'une jeune personne atteinte d'abord au visage, à la joue gauche, puis au nez. Soignée d'abord par le médecin ordinaire de sa famille, elle obtint l'amélioration de la plaque de la joue; mais, les tubercules envahissant le nez tout entier, cet honorable confrère adressa sa malade, en 1856, à M. le Dr Gibert, puis, en 1857, à M. Cazenave, et la même année à M. le docteur Devergie, qui s'adjoignit, en 1858, M. le docteur Michon. On s'adressa plus tard à M. Rochard, et quelques jours après à M. le Dr Bazin qui, depuis le 1er janvier 1859, a lutté vainement contre cette affection, c'est-à-dire pendant sept ans, période pendant laquelle la malade a pris, pendant trois ans de suite, les eaux de Luchon, sous la direction savante de M. le Dr Lambron.

» A ma consultation du 18 juillet 1865, je constate sur la joue gauche une cicatrice blanche et légèrement gaufrée; le derme est mince; le nez est entièrement recouvert d'une croûte analogue à celle du cas précédent. Cette croûte commence en bas, au point d'insertion du nez sur la lèvre supérieure, et s'étend en haut jusqu'à sa partie moyenne, un peu plus haut que la jonction du cartilage avec les os nasaux; sur les côtés, elle prend un peu de la joue gauche, recouvre le nez en entier, les deux ailes, qui paraissent très-amincies, et va rejoindre la joue droite. Des croûtes bouchent entièrement les deux orifices dont les bords commencent à se détruire. Le nez paraît considérablement grossi; il est sans forme, et, au point le plus élevé, s'étend une rougeur en relief. Nous ne pouvons publier, à notre grand regret, la photographie de ce cas remarquable.

» Dès le début, j'ai attaqué cette maladie avec l'acide phénique presque pur. Toute la partie malade est insensible. La nuit, le pansement est fait avec la vitelline à 15 p. 100.

» En deux mois le volume du nez est diminué d'un tiers ; les écailles se fendillent ; je ne fais rien pour qu'elles tombent. La rougeur est descendue ; et, au commencement de cette rougeur, la ligne de démarcation n'est plus distinguée que par un liseré teinté, au lieu du relief qui existait auparavant. Dans plusieurs endroits on aperçoit le derme à nu, il n'est plus recouvert de tubercules. Ce cas suit en tous points la marche du lupus de la face, et quel que soit le nom que l'on donne à cette affection, l'acide phénique seul a pu la dominer. Maintenant elle est arrêtée, l'inflammation a disparu, le nez a diminué du tiers du volume primitif; je suis donc en droit d'espérer la guérison complète avant quelques mois. »

La cure dans ce second cas ne s'est pas réalisée au gré de mes désirs, comme dans le premier cas, et comme je l'avais espéré. J'ai cependant arrêté définitivement — du moins tout me permet de le croire — l'ulcération de la face et la continuation de la destruction des tissus qui s'en serait suivie. Du côté du nez et des joues, tout est donc rentré dans l'ordre, autant que le permettait l'état des parties au moment où j'ai commencé le traitement. Mais il s'est manifesté à diverses reprises des ophthalmies, kératites, conjonctivites, surtout blépharites, dont je triomphais quelque temps, qui revenaient ensuite, et contre lesquelles je lutte encore au moment où j'écris ces lignes, après huit ans, ou peu s'en faut, d'efforts incessants.

Dans un troisième cas, je n'ai pas été beaucoup plus heureux ou un peu moins encore que dans le second.

Il s'agissait d'une demoiselle d'environ 23 ans, forte et bien constituée, quoique lymphatique, mais non scrofuleuse. Je la vis pour la première fois le 20 septembre 1869. Cette demoiselle portait un lupus de la joue droite qui occupait à peu près toute la joue; il ne restait du côté de l'oreille qu'une étroite marge de peau saine; du côté du nez, le mal s'étendait jusqu'à la racine du nez, lequel n'était pas encore envahi; en haut le mal touchait à la naissance de la paupière inférieure, et en bas il s'étendait jusqu'au bord supérieur du maxillaire inférieur. Le mal datait de plusieurs années, et les traitements employés ne l'avaient pas empêché de s'étendre. — Je pratiquai aussitôt quelques cautérisations à l'acide phénique pur; je prescrivis des lotions d'eau phéniquée au centième; je donnai pendant longtemps des douches de poussière phéniquée sur la joue, avec mon appareil pulvérisateur; plus tard enfin je fis quelques injections phéniquées sous-cutanées, et j'administrai mon sirop d'acide phénique titré à la dose d'une cuillerée par jour (10 centigrammes). Dès le début de cette médication opiniâtrément suivie, j'arrêtai les progrès du mal; mais là se borne mon succès. La médication a été appliquée avec le plus grand soin pendant un an, moins régulièrement ensuite, jusqu'au mois de mars 1871, et pendant ces dix-huit mois je n'ai pu obtenir qu'une amélioration, un arrêt qui paraît définitif, des progrès du mal, mais non une guérison.

M. le Dr Ol. Duvivier, de Liége, a été plus heureux que nous, et quoique le mode d'emploi de l'acide phénique qu'il a adopté ne nous paraisse pas supérieur au nôtre, — nous croyons que ce serait plutôt le contraire — les faits publiés par cet honorable confrère n'en paraissent pas moins les plus beaux qu'ait jamais produits la thérapeutique du lupus. Nous les publierons sans commentaires, nous bornant à appeler sur eux toute l'attention des praticiens.

« Obs. I. — Deroitte (Charles), âgé de 30 ans, négociant à Liége.

» Son père et sa mère n'ont jamais eu, qu'il sache, d'affection grave quelconque; le premier est mort à 69 ans, la seconde à 80 ans (1).

» Lui-même est d'une constitution assez forte, d'un tempérament lymphatique; toutes les fonctions s'exécutent bien, et il dit n'avoir jamais été malade.

» En 1849, un petit bouton rouge se développa sur le bord de l'aile gauche du nez; il consulta à cette époque un médecin

(1) Le malade n'ayant que 30 ans, et sa mère étant déjà morte depuis un temps qu'on ne dit pas, mais qui est de quelques mois au moins, il en résulte que cette femme aurait eu un enfant à 50 ans passés; le fait est assez rare, pour qu'il valût la peine d'être l'objet d'une remarque de la part de M. Duvivier. Nous croyons qu'il ne sera pas trop tard pour donner des explications sur ce fait, lorsque ces lignes parviendront sous les yeux de M. Duvivier, si elles ont la bonne fortune d'y parvenir.

qui lui fit appliquer diverses pommades sans aucun résultat satisfaisant; au contraire, une rougeur diffuse ne tarda pas à se manifester sur la joue droite où elle fit des progrès lents mais continus. Plusieurs médecins n'améliorèrent en aucune façon cet état; et, en 1834, il alla consulter un guérisseur campagnard qui lui appliqua plusieurs emplâtres dont l'effet le plus visible, dit-il, fut de lui enlever une partie de l'aile du nez. Également vers le même temps, des rougeurs semblables se montrèrent à la joue droite qu'elles envahirent presque entièrement, ainsi que toute la peau du nez et de la lèvre supérieure, et ce, malgré un traitement interne et externe, scrupuleusement suivi.

» Le 18 mai 1864, ce malade vint me consulter, et je constatai de suite un *lupus érythémateux* des joues, du nez et de la lèvre supérieure. Je prescrivis un traitement antiscrofuleux et j'appliquai aussitôt l'acide phénique. Au bout de quelque temps déjà l'amélioration était évidente, si évidente que le malade, précédemment désespéré, avait repris toute confiance, et ne doutait nullement de sa guérison. C'est ce qui arriva en effet : le 30 décembre, en sept mois et demi, par conséquent, après avoir fait 23 applications d'acide phénique. Deroitte vint me remercier.

» Je constatai alors que la peau des joues et du nez avait une teinte normale très-satisfaisante, et qu'il ne restait plus de son affection que quelques cicatrices aux ailes du nez et à la lèvre, cicatrices qu'il était impossible de faire disparaître et dont je ne sais s'il faut attribuer la production à l'évolution naturelle du mal ou à l'application empirique des emplâtres précités.

» Obs II. — Borchardt (Jeanne-Marie), âgée de 38 ans, journalière, mariée sans enfants.

» Sa mère est morte à 53 ans d'une maladie de langueur; son père vit encore, il a 63 ans et n'a jamais été malade.

» Elle-même est d'une constitution assez forte; elle n'a jamais été malade et n'a jamais eu d'autre affection de la peau que quelques croûtes sur la tête, quand elle était enfant.

» L'affection — elle vint me consulter en mars 1864 — a débuté en 1859 par l'apparition d'une petite tache rouge, indolore, sur le bout du nez; elle n'y fit d'abord pas grande attention, mais bientôt apparut sur la joue droite une tache semblable qui ne cessa de grandir; alors elle consulta successivement quatre médecins qui lui dirent qu'il n'y avait rien à faire contre cet état.

» Lorsque je l'examinai, une bonne partie du nez était d'un rouge foncé et les deux joues présentaient également chacune une tache ovale de la même nature et symétriquement disposées: du reste, aucune douleur, seulement quelques démangeaisons légères que la malade rapporte aux changements atmosphériques. J'avais affaire à un *lupus érythémateux*, et j'appliquai l'acide phénique tous les huit jours environ. La guérison se fit attendre plus longtemps que dans le cas précédent, car elle ne survint qu'à la fin de septembre 1865, c'est-à-dire au bout de dix-neuf mois pendant lesquels la malade, voyant une amélioration lente mais progressive, ne se découragea pas un seul instant.

» Obs. III. — Fassotte (Marie-Jeanne), veuve Henrotay, 60 ans, ménagère, d'une constitution délicate, d'un tempérament lymphatique, d'une santé débile, vint me consulter, le 30 avril 1865, pour une affection de la peau datant de 1847.

» C'est à la suite d'une vive frayeur, dit-elle, qu'à cette époque apparut un bouton ou une tache sur la joue gauche. Depuis lors, le mal n'a fait qu'empirer malgré les traitements plus ou moins bien suivis conseillés par plusieurs médecins.

» A mon examen, la face presque entière est le siége d'un vaste lupus érythémateux rouge bleuâtre, lequel, joint à une blépharite et à une ulcération croûteuse de l'extrémité du nez, rend l'aspect de cette malheureuse repoussant. Je prescrivis un traitement antiscrofuleux et j'appliquai l'acide phénique. L'amélioration se produisit rapidement, et le 14 juillet l'ulcération nasale était complétement cicatrisée. Le 25 octobre, la malade se dit guérie, et, en effet, la peau a repris toutes les qualités qu'elle pouvait acquérir après l'existence d'une lésion aussi ancienne. Il n'a fallu pour cela que six mois de traitement et 26 applications d'acide phénique.

» Obs. IV. — Robert (Joséphine), âgée de 52 ans, épouse Gaillard. — Constitution forte, tempérament sanguin, taille élevée; elle est encore bien réglée et n'a jamais été malade.

Son père est mort jeune par accident; sa mère est morte à 40 ans des suites d'un froid.

» Il y a six ans (1869) que l'affection dont elle est porteur a commencé par une tache rouge sur la paupière supérieure gauche, tache qui s'est étendue insensiblement et a fini par recouvrir une induration de la peau de la région.

» Cette malade me fut envoyée le 20 janvier 1865, par mon honorable confrère et ami, le Dr Jules Brixhe, lequel, connaissant mes essais avec l'acide phénique, crut judicieusement que le cas ressortirait de cette médication.

» Quand elle se présenta à moi, son aspect était repoussant et hideux. La joue gauche est triplée de volume, d'un rouge lie de vin, et la palpation fait constater de nombreux tubercules disséminés dans toute l'épaisseur du derme. A droite, il y a quelques taches éparses plus récentes, mais sans hypertrophie; le nez est complétement rouge. On trouve çà et là quelques fines écailles épidermiques répandues sur la lésion, mais point d'ulcération ; en un mot, un type de *lupus tuberculeux hypertrophique*. Concurremment avec un traitement antiscrofuleux, j'emploie le badigeonnage à l'acide phénique, que je répète tous les huit jours; le 14 juillet, la joue gauche avait repris à peu près le même volume que la droite ; les noyaux tuberculeux étaient à peine sensibles, la coloration rouge était devenue beaucoup plus claire; à droite également les taches avaient perdu de leur étendue et de leur intensité de coloration. Je dus cependant continuer ma médication jusqu'au 1er novembre, époque à laquelle la malade se dit elle-même guérie. En effet, au bout de dix-huit mois de traitement, la face a repris son état normal. » (*Scalpel*, 26 novembre 1865.)

Ces quatre faits paraissent avoir une authenticité suffisante pour s'imposer à l'attention la plus sérieuse de tous les praticiens ; or M. Duvivier, en les publiant, annonçait qu'ils n'étaient par les seuls qu'il possédât; il avait, disait-il, en traitement plusieurs autres malades chez qui la maladie suivait exactement la même marche, et dont il considérait, par conséquent, la guérison comme assurée et prochaine. Aussi proposait-il aux dermatologistes de substituer au pronostic désolant qu'ils portent sur le lupus, ces mots consolants : *toujours curable*.

Nous avons dit que les succès de notre honorable confrère, M. Duvivier, ne nous paraissaient pourtant pas tenir à son mode d'emploi de l'acide phénique; à quoi donc attribuer des succès incontestablement plus constants et plus complets que ceux que nous avons obtenus nous-même? L'avenir nous rendra probablement compte de cette différence ; voici, en tous cas, la façon dont procède M. Duvivier :

« Lorsqu'un individu atteint de lupus se présente à moi, s'il existe des croûtes, des squammes, des furfures, je m'empresse de les faire disparaître autant que faire se peut, et ce à l'aide soit de cataplasmes émollients, soit d'onctions répétées d'huile d'amandes douces. La surface malade étant ainsi mise à nu, qu'il y ait ou non ulcération, je la badigeonne rapidement avec de l'acide phénique presque pur, c'est-à-dire que je laisse tomber quelques gouttes d'eau ou d'alcool dans un flacon contenant de l'acide phénique cristallisé, ce qui suffit pour liquéfier une assez grande quantité d'acide (1); c'est de ce liquide que je me suis servi jusqu'à présent. Cette application cause une douleur très-vive au malade, et cette douleur se prolonge quelquefois pendant plusieurs heures (2); la partie touchée se recouvre d'une pellicule blanche, parcheminée, qui étonne et effraie d'abord le patient, tandis que la peau circonvoisine se congestionne et rougit fortement. » — Comme on l'a vu par les observations, M. Duvivier associe le traitement antiscrofuleux à la médication phéniquée, mais il ne pense pas que ce traitement entre pour beaucoup dans les succès qu'il a obtenus; les insuccès à peu près constants de ce traitement, quand il est employé seul, prouvent que M. Duvivier a raison.

(1) Malgré les beaux succès de notre honorable confrère, nous croyons que la préparation qu'il décrit ne vaut pas l'application de l'acide pur lui-même, que la chaleur de la peau suffit parfaitement à faire fondre ; on a ainsi l'avantage d'employer un agent à composition fixe, tandis que dans le mode de liquéfaction employé par M. Duvivier, la proportion d'acide liquéfié varie avec la température.

(2) Nous n'avons pas vu la douleur durer aussi longtemps après nos cautérisations. Nous ne saurions deviner la cause de cette différence.

ART. XVI. — DE LA MENTAGRE.

Attribuée par M. Gruby à un parasite qu'il a nommé *microsporon mentagrophytes*, la mentagre est aujourd'hui considérée par M. Bazin comme une période avancée de la teigne tondante, et attribuée par conséquent au parasite de cette teigne, le *trichophyton tonsurans*. Cette nouvelle opinion qui résulte pour M. Bazin de recherches suivies faites en commun avec un de ses honorables collaborateurs, M. le Dr Deffis, paraît prévaloir, quoique M. Robin n'admette pas encore — ou du moins n'admit pas, à l'époque de la publication de son livre — la présence d'un parasite démontré dans la mentagre. Les recherches de MM. Bazin et Deffis nous paraissent avoir été faites avec assez de soin pour qu'on se rattache, au moins provisoirement, à leur opinion ; nous renvoyons donc à l'article sur la teigne tondante ce que nous avons à dire de la mentagre.

ART. XVII. — DE LA PELLAGRE.

La pellagre est très-probablement une affection parasitaire ; mais, malgré l'érythème spécial qui est un de ses caractères, on ne saurait, suivant nous, la considérer comme une maladie de la peau. Nous en dirons donc quelques mots ailleurs.

ART. XVIII. — DU PEMPHYGUS.

Le pemphygus est, lui aussi, souvent moins une maladie de la peau, qu'une affection générale plus ou moins grave dont l'éruption cutanée n'est qu'une des manifestations la moins importante. Mais, ordinairement, la lésion cutanée offre assez d'intérêt pour attirer principalement l'attention du médecin ; et, pour ce motif, tous les pathologistes se sont accordés à ranger le pemphygus dans les maladies de la peau. Nous suivrons l'exemple général.

Aucun parasite n'a encore été trouvé dans le pemphygus, pas même des parasites appartenant à d'autres maladies ; ce n'en est pas moins une des affections dans lesquelles l'acide phénique peut rendre les services les plus signalés. Ces services sont pourtant bien loin encore d'être appréciés par l'immense majorité des médecins; et, à ce sujet, nous aurons à raconter une histoire qui prouve la puissance de la routine ou de la passion, en médecine, même chez les hommes les plus distingués et qui passent pour les plus équitables. Mais disons d'abord un mot du point où en sont les spécialistes : M. Bazin, par exemple, publie l'observation d'un cas grave et fort intéressant de pemphygus. « Pendant le long séjour, dit-il, que ce malade fit dans mon service, il fut soumis tour à tour *à toutes sortes de médications* : arsénicaux, alcalins, teinture de cantharides, hydrocotyle asiatique, bains à l'hydrofère, toniques, etc., etc., *rien ne fut oublié.* » L'acide phénique est-il compris dans l'etc. (bis)? il est plus que permis d'en douter; dans tous les cas, l'hydrocotyle asiatique aurait été mieux placée dans les etc. que l'acide phénique, et je ne vois pas trop sur quelles raisons se fonde la passion de M. Bazin pour l'hydrocotyle, à moins que ce ne soit sur la raison de l'annonce. Mais, au fait, la passion ne s'explique pas; elle est parce qu'elle est. Cependant, M. Lemaire n'avait pas dû laisser ignorer à M. Bazin qu'il avait employé avec succès l'acide phénique contre le pemphygus: il est vrai que l'acide phénique était peut-être du coaltar, qui s'est transformé en acide par le procédé maintenant connu de nos lecteurs; mais M. Bazin ne parle pas même de coaltar, lequel, assurément, aurait bien valu l'hydrocotyle. Quoi qu'il en soit, acide phénique vrai ou coaltar transformé, voici l'observation publiée par M. Lemaire, très-remarquable, assurément, et digne de l'attention des hommes de progrès, comme M. Bazin a la prétention de l'être.

« M. C..., 40 ans, marchand de bois, est atteint de pemphygus depuis son enfance. Il n'a jamais été sans présenter des signes de cette maladie. Il a remarqué qu'au printemps et à la fin de l'automne des poussées de cette affection avaient lieu sur les membres supérieurs où était le siége principal du mal. Je donne des soins à ce malade depuis une quinzaine d'années. Je lui ai prescrit à plusieurs reprises les divers moyens conseillés en pareil cas (bains divers, dépuratifs, purgatifs), sans résultat satisfaisant.

» A la fin de l'automne 1861, une poussée de vésicules de

diverses dimensions, sans fièvre, eut lieu. Les membres supérieurs et inférieurs en étaient couverts. Les organes génitaux et la face en présentaient quelques-unes. Après l'expulsion de la sérosité, des croûtes se formèrent et la démangeaison devint vive.

» *Traitement.* — Onctions matin et soir avec de la glycérine contenant un centième d'acide phénique. L'emploi de ce moyen a produit un effet tellement remarquable, qu'au bout de quinze jours le malade se croyait complétement guéri. Il ne restait plus çà et là que quelques points recouverts de produits épidermiques. Quinze jours après, le 28 décembre, une petite poussée eut lieu sur les membres. Le traitement que le malade avait cessé fut repris, et à la glycérine phéniquée j'ajoutai 30 centigrammes d'acide phénique à prendre chaque jour dans un demi-litre d'eau, moitié le matin, moitié le soir. Le malade n'a ressenti aucun effet appréciable de l'emploi de ce médicament. L'amélioration a été encore plus rapide qu'au premier emploi de l'acide phénique. Le malade était très-heureux du résultat.

» A la fin de janvier une vive démangeaison se manifesta à la face. De la rougeur et un gonflement considérable qui envahit toute la face et le cuir chevelu se manifestèrent. Des vésicules existaient en assez grand nombre ; la démangeaison était insupportable. Le malade était agité pendant la nuit, le sommeil à peu près nul.

« Il n'y avait pas de fièvre.

» Je fis cesser l'emploi de l'acide phénique à l'intérieur. Il avait été continué jusque-là. J'eus recours aux adoucissants et aux purgatifs.

» Malgré l'emploi de ces moyens, le gonflement et la rougeur persistèrent pendant un mois, et deux mois après le début du mal, la peau de la face n'était pas encore revenue à l'état normal. Le 15 avril le malade allait bien. Cependant il restait encore quelques points malades entre les doigts et sur les avant-bras qui témoignaient qu'il n'était pas complétement guéri. Ce malade a quitté Paris. Je ne l'ai pas revu.

« Il n'est pas permis de porter un jugement définitif, d'après cette observation, sur les effets de l'acide phénique sur le pemphygus chronique. Mais l'amélioration si prompte et si remarquable qu'il a produite me paraît suffisante pour le recommander aux spécialistes pour que de nouveaux essais soient tentés. » (LEMAIRE, *de l'Acid. phén.*, 2e éd., p. 612.)

Ces essais avaient été tentés, sans attendre les recommandations de M. Lemaire, et ils avaient donné, sinon des résultats aussi remarquables que ceux qu'il a observés chez le marchand de bois M. C., au moins plus satisfaisants que les médications que M. Lemaire avait essayées avant l'acide phénique, et que beaucoup d'autres encore qu'il ne nomme pas. Mais ces essais n'ont pas été faits par des spécialistes, qui paraissent avoir été sourds à l'appel de M. Lemaire. Seulement les spécialistes n'ont pas été seuls à avoir des oreilles pour ne pas entendre, et c'est ici le moment de rapporter l'histoire dont j'ai parlé.

Elle se passait à Corbeil, la ville des farines et des moulins. Une dame âgée était atteinte d'un pemphygus arrivé à sa période ultime, et était compliqué de dyssenterie; le dos tout entier était dépouillé. La malade était soignée par le Dr Paul Boucher et une autre confrère âgé de Corbeil; la malade était considérée comme perdue. On crut devoir néanmoins recourir à une consultation, et l'on choisit pour consultant M. Gueneau de Mussy. Cet honorable confrère conseilla la décoction blanche de Sydenham, le sous-nitrate de bismuth, des lavements opiacés, du lait de chèvre et une pommade banale pour les vastes excoriations du dos. Le fils de la malade, homme d'une grande intelligence et qui connaît beaucoup de choses étrangères à sa profession, se hasarda à demander timidement si l'on ne pourrait pas espérer quelque chose de l'acide phénique. — Pour vous faire plaisir, répondit M. Gueneau de Mussy, mettez de l'acide dans une assiette et laissez-le s'évaporer dans la chambre de la malade ; j'aimerais mieux l'air pur; mais, enfin!... méfiez-vous toujours des médicaments annoncés à la quatrième page des journaux. — Je ne doute pas qu'on n'annonce de fort mauvaises choses à la quatrième page des journaux, reprit le fils de la malade; mais soyez certain qu'on y annonce d'excellentes choses aussi; mon beau-père y annonce une chose très-bonne, je crois, et qui rendra des services aussi bien à l'humanité qu'à l'industrie (1). Il n'y avait pas grand' chose à

(1) Le beau-père de cet interlocuteur distingué de M. Gueneau est, en effet, in-

répliquer à cette réponse catégorique, sinon que le service d'hôpital de M. Gueneau de Mussy est séparé par une muraille de celui de M. Maisonneuve, où depuis plus de dix ans se font presque journellement, grâce aux indications que j'ai données à l'habile et oublieux chirurgien, les plus belles applications d'acide phénique! Et l'on ose prétendre que les murs ont des yeux et des oreilles!

La consultation de M. Gueneau de Mussy eut le succès qu'il est facile de deviner et je fus consulté confidentiellement, à mon tour, par le fils de la malade, d'abord le 17, puis le 21 septembre 1871. Les émanations spontanées de l'acide phénique déposé sur une assiette, à la température ordinaire, étaient absolument insuffisantes pour un cas aussi grave. Je proposai, dans une consultation écrite, une application plus active de la médication. Le plus jeune confrère ne parut pas goûter beaucoup mon avis; le plus âgé disait franchement : je suis trop vieux pour me tenir au courant de ce qui se fait de neuf; je ne dis pas que l'acide phénique soit bon ni qu'il soit mauvais; je ne m'oppose pas à son emploi; mais je n'en veux pas prendre la responsabilité. On comprend combien la position du fils, qui m'avait consulté, était difficile dans un cas pareil; j'avais conseillé la glycérine phéniquée sur les vastes plaies, et le sirop phéniqué à l'intérieur; mais ce traitement, déjà trop peu énergique, fut nécessairement appliqué avec timidité, et le résultat ne fut pas tel qu'on le désirait, et tel que je l'avais obtenu plusieurs fois dans des cas fort graves, sinon tout à fait aussi graves que celui de Mme X..... Dans ce cas, il aurait fallu cautériser vigoureusement les bords envahissants avec l'acide phénique pur ou mieux encore avec notre nouveau produit, l'acide sulfophénique, puis lotionner largement les plaies avec l'eau phéniquée; les oindre ensuite de liniment oléo-calcaire phéniqué; prescrire à l'intérieur notre sirop titré à la dose de deux à six cuillerées à bouche (20 à 60 centigr. d'acide) et, enfin, pratiquer deux ou trois injections hypodermiques phéniquées de cinq

venteur d'une machine à vapeur inexplosible que des ingénieurs distingués de notre connaissance jugent être une excellente invention, laquelle cependant n'a eu d'autre moyen de se propager que la quatrième page des journaux.

grammes d'eau phéniquée au centième ; c'est de cette manière que j'ai pu arrêter d'abord et guérir un pemphygus des plus graves qui avait détruit entièrement la peau de toute la cuisse et d'une partie du ventre.

Pendant que dans une des salles de l'Hôtel-Dieu de Paris on ignore ce qui se passe dans celle dont on est séparé par un mur, des médecins d'au delà des frontières réclament la priorité de l'emploi de l'acide phénique contre le pemphygus. C'est ce qui arrive à M. le Dr Kohn. Nous parlerons de ses prétentions et de sa préparation à l'article *psoriasis*.

ART. XIX. — DU PITYRIASIS.

Deux espèces de pityriasis, le *pityriasis alba* et le *pityriasis versicolor* sont caractérisés, suivant M. Bazin, par la présence de deux parasites ; mais dans la première de ces espèces, ce parasite ne serait autre que le trichophyton, et le pityriasis alba ne serait que le trait d'union entre l'herpès parasitaire et le sycosis, c'est-à-dire une des phases de la teigne tondante. Le pityriasis versicolor seul aurait un parasite propre, et constituerait seul, par conséquent, une espèce morbide distincte. Ce parasite est le *microscoporon furfur* dont M. Bazin décrit ainsi les caractères :

« Si l'on examine au microscope les squames d'une tache de pityriasis versicolor, on constate qu'elles contiennent des spores à l'état de liberté, et un grand nombre de tubes de filaments droits ou contournés, simples ou ramifiés, dont l'ensemble constitue un réseau très-riche.

» Les spores sont presque toutes sphériques, plus grosses que celles du *microscoporon Audouini*, réfractent fortement la lumière et ne contiennent pas de granules à l'intérieur.

» L'ensemble de ces spores et de ces tubes constitue un végétal auquel on a donné le nom de *microscoporon furfur*. Ce champignon végète à la surface du poil, mais ne pénètre pas dans son intérieur. »

Dans le traitement de cette espèce de pityriasis, ni dans celui des autres espèces, il n'est question d'acide phénique. Les lotions avec la solution phéniquée nous paraissent cependant avoir autant d'efficacité que celles de sublimé ou de sulfure de potasse ou de soude, contre le pityriasis versicolor; et autant que les préparations arsénicales et sulfureuses contre les pityriasis dits herpétiques et arthritiques. Ce serait toutefois se faire illusion que d'espérer guérir avec quelques lotions les pityriasis même les plus légers en apparence, passés à l'état chronique, comme ils le sont presque tous. Ces petites desquamations furfuracées, d'une apparence si insignifiante, sont souvent beaucoup plus tenaces que des affections infiniment plus graves. Soit que les spores des parasites — car il est infiniment probable que ceux-ci existent aussi bien dans les pityriasis dits arthritiques et dartreux que dans le versicolor — ne soient pas atteintes par les parasiticides, et qu'elles se conservent dans quelques cavités sous-épidermiques ou ailleurs, soit plutôt que ces spores, trouvant sur certaines constitutions un terrain favorable à leur développement, y végètent plusieurs fois comme elles y ont végé é une première, la maladie se reproduit avec une grande facilité, quand on a été assez heureux pour la faire disparaître, et il faut recommencer le traitement. Le mieux est donc, après la disparition de l'éruption, de continuer les lotions à un degré moins concentré (1 p. 100 d'acide phénique par exemple), à titre de prophylactique, et de prendre pendant longtemps une cuillerée par jour de sirop phéniqué, pour tâcher non-seulement de détruire le parasite et ses germes, mais aussi de modifier le terrain qui paraît convenir à leur multiplication.

ART. XX. — DU PRURIGO.

Nous avons peu de chose à dire de cette forme de dermatose, sinon qu'on n'a point trouvé jusqu'à ce jour de parasites dans les papules qui la constituent, et que les lotions et les douches de solutions phéniquées sont un des calmants les plus puissants du prurit, sinon le plus puissant de tous. Dans les cas très-graves où le prurit épuise les malades par les insomnies qu'il cause, on pourrait passer sur les points les plus affectés un pinceau imbibé d'acide pur, si les lotions d'eau saturée et les pulvérisations n'avaient pas réussi à éteindre le prurit. On sait déjà, par ce que nous avons dit précédemment, que ces cautérisations légères ne laissent qu'une trace très-fugace sur la peau, et qu'elles ne causent qu'une douleur très-modérée et très-peu durable. Or, elles ont sur le prurit une influence calmante qu'aucun autre moyen, à notre connaissance, ne possède au même degré. On pourra aussi prescrire des bains phéniqués à un, deux ou trois pour cent. Enfin, il pourra être utile d'administrer l'acide phénique à l'intérieur, à la dose de 10, 20 ou 30 centigr., c'est-à-dire une, deux ou trois cuillerées à bouche de notre sirop phéniqué titré.

Art. XXI. — du psoriasis.

Cette maladie est encore une des grandes formes de la maladie dartreuse, celle qui avec l'eczéma, l'herpès et l'impétigo, constitue l'immense majorité des dartres. Malgré son importance nous ne lui accorderons ici qu'une place fort restreinte, parce qu'au point de vue thérapeutique dont nous ne devons nous écarter que le moins possible, nous n'aurions guère qu'à répéter ce que nous avons dit en parlant de l'eczéma, de l'herpès et de l'impétigo. Seulement, nous dirons ici quelques mots d'une note dans laquelle M. le Dr Kohn a publié les résultats qu'il aurait obtenus par l'emploi d'une préparation phéniquée. Ces résultats, qui n'ont pas été obtenus dans le psoriasis seulement, sont très-satisfaisants comme on va le voir; cependant, nous sommes obligé de dire que la préparation est fort mauvaise. Voici la courte analyse que les *Archives médicales belges*, de septembre 1869, donnent de la note de M. Kohn : « *Pilules phéniques contre les maladies de la peau.* — Ces pilules sont ainsi composées :

Acide phénique cristallisé.	5 centigrammes.
Extrait de réglisse. . . .	ã ã Q. S.
Poudre de réglisse. . . .	

» M. Kohn débute par 6 à 9 pilules; plus tard il en donne 12 à 20; dans les cas rebelles, jusqu'à 60.

» Le premier effet est la diminution, puis, à court intervalle la disparition de l'hypérhémie cutanée; plus tard les démangeaisons et leurs conséquences (excoriations, insomnies, etc.) cessent à leur tour.

« Dans 27 cas de psoriasis, la guérison fut obtenue en 26 jours ; elle fut prompte (sans indication précise de la durée) dans un cas de *pityriasis rubra*, 5 cas de *prurigo* et un cas de *prurit* non défini. M. Kohn et M. Hebra, qui a (*sic*) vulgarisé ce traitement, engagent vivement les médecins à l'essayer contre les dermatoses en général. »

Avant de reproduire les remarques dont notre excellent maître, M. le Dr Marchal (de Calvi), a fait suivre cette note, en la reproduisant dans la *Tribune médicale*, un mot d'abord sur la note elle-même. Parlons d'abord de la préparation. Nous avons toujours proscrit la forme pilulaire pour les préparations d'acide phénique, comme nous croyons qu'il faut la proscrire pour tout médicament caustique qu'on veut administrer à l'intérieur. La raison en est tellement évidente, qu'il est incompréhensible qu'elle n'ait pas frappé un esprit aussi distingué que M. Hebra. De deux choses l'une : ou l'acide phénique sera modifié par l'excipient (ici, poudre et extrait de réglisse) ; dans ce cas, on ne sait pas ce qu'on administre ; ou bien l'acide arrivera dans l'estomac à l'état pur et caustique, et alors, il est inutile de dire à quels inconvénients il peut donner lieu. On pourrait dire, cependant, que les faits de M. Kohn existent et qu'ils démontrent à la fois l'efficacité et l'innocuité des pilules phéniquées au réglisse. Je ne chercherai point à expliquer ces faits ; mais ceux sur lesquels je me fonde pour proscrire la forme pilulaire de l'acide phénique existent aussi, et ils concordent avec tout ce que nous savons des caractères chimiques et physiologiques de cet acide. Par conséquent, nous ne saurions hésiter à leur donner la préférence.

Quant à la prétention que les *Archives belges* attribuent à MM. Kohn et Hebra d'avoir vulgarisé « *ce traitement*, » nous ne savons si le rédacteur entend par ces mots le traitement par les pilules phéniquées au réglisse, ou le traitement par les préparations phéniquées en général. Dans le premier cas, on peut accorder peut-être à nos honorables confrères le mérite peu enviable d'avoir préconisé les premiers une mauvaise préparation. Mais si leurs prétentions étaient d'avoir appliqué les premiers le traitement phéniqué aux maladies de la peau, on ne pourrait se dispenser de leur faire observer qu'ils se sont réellement levés un peu tard pour cueillir cette primeur. Nous serions obligé de faire remarquer à M. Hebra surtout, qui a un nom dans la science, qu'il faut laisser aux Lemaire de son pays des prétentions qui seraient encore plus ridicules qu'injustes : le monde civilisé tout entier sait aujourd'hui que ce n'est ni M. Hebra ni aucun de ses compatriotes qui ont appliqué les premiers l'acide phénique au traitement des maladies en général et des maladies de la peau en particulier.

Un mot maintenant, sur les remarques de notre excellent maître, M. Marchal. Voici d'abord ces remarques :

« Je ne puis me défendre d'une appréhension quand il s'agit des moyens curatifs des dermatoses, et je suis certain que la cure efficace de ces affections est une cause de dépréciation de l'espèce. Il est vrai que le traitement de M. Kohn, opérant par une action générale, a prise conséquemment sur le principe même de la manifestation cutanée. Mais je préférerais encore une méthode comme celle de M. Rochard qui aurait pour effet d'épuiser la manifestation sur place en l'exagérant, tandis qu'un moyen interne neutraliserait la condition holopathique. »

Si notre excellent maître s'était borné à prétendre que l'on doit s'efforcer de modifier la disposition interne en vertu de laquelle des éruptions certainement ou probablement parasitaires se développent chez tel individu et non chez tel autre, nous aurions été heureux d'abonder dans son sens; c'est le principe que nous ne cessons de proclamer et de mettre en pratique dans le traitement de toutes les maladies. Mais croire avec le Dr Rochard — quand il le croyait et s'il le croyait (1) — que l'on peut exagérer, à volonté, la manifestation sur place de la cause générale, réelle ou supposée, des maladies de la

(1) Nous avons même tort de dire quand il le croyait, car il nous paraît évident que M. Rochard n'a jamais bien su ce qu'il croit et ce qu'il ne croit pas : d'une part, il a la prétention de faire sortir par un point de la peau le principe du mal viciant l'organisme, de l'autre il prétend qu'il n'y a dans toutes les maladies de la peau qu'*un seul* élément organique d'affecté, la cellule de Virchow ; c'est-à-dire que la doctrine de M. Rochard, si doctrine il y a, est, comme le dit justement M. Bazin « la folie de l'organicisme élevée à la plus haute puissance. » *Affect. génér.*, de la peau, t. II, p. 10.)

peau, c'est une hypothèse que rien n'appuie et que tout contredit : l'irritation et la sécrétion d'un vésicatoire ne sont pas celles de l'eczéma, et la plaie du caustique de Vienne ou même du nitrate de mercure ou du sublimé n'est pas celle du chancre. Quant à la dépréciation de l'espèce humaine par suite de la curation efficace des affections cutanées, nous avouons qu'aucune raison ne nous permet de combattre cette vue et encore moins de l'adopter. M. Bazin l'a adoptée d'avance, dans la mesure fixée par la tradition médicale qu'il serait peut-être plus juste d'appeler la routine.

« Avant de terminer — dit-il — cette histoire dogmatique du psoriasis, il me reste à résoudre deux questions importantes : peut-on sans danger faire disparaître promptement le psoriasis? Cette affection est-elle alors sujette à récidiver rapidement? A ces questions, nous ferons les réponses suivantes : Non, le psoriasis ne peut être guéri sans danger, dans certaines circonstances; si, par exemple, le malade est atteint d'un asthme ou d'une bronchite chronique, la suppression du psoriasis aura pour effet de rapprocher les accès d'asthme et d'en allonger la durée; de même, si le malade est sujet à des accès de folie, vous verrez les intervalles de lucidité devenir moins nombreux et moins longs après la suppression du psoriasis, et au contraire la folie disparaître avec le retour de l'affection cutanée. »

« Dans un certain nombre de cas, il faut donc user de prudence et agir avec ménagement; mais sauf ces exceptions, on pourra toujours sans danger guérir promptement le psoriasis. » (Bazin, *loc. cit.*, t. I, p. 389.)

On croirait volontiers, à voir M. Bazin parler ainsi, qu'il a ses poches pleines d'observations d'asthme et de folie, augmentant ou diminuant, disparaissant ou reparaissant, au gré du médecin, inversement à la disparition ou à la réapparition du psoriasis. Ces observations, ou demanderaient à être discutées d'une manière beaucoup plus approfondie que ne l'a fait M. Bazin, ou sont de pures chimères, résultant d'une fausse doctrine médicale.

Aux deux questions que M. Bazin s'est posées, il y en avait d'abord une troisième qui aurait dû être la première : est-ce qu'on peut guérir promptement, quand on veut, un psoriasis?

M. Bazin a vraiment l'air de le croire, et cependant il doit avoir plus d'observations qui prouvent le contraire que d'observations qui prouvent que la cure d'un psoriasis peut causer la folie. Non, on ne guérit pas promptement, quand on veut, le psoriasis, même avec l'acide phénique, à plus forte raison avec les médications routinières conseillées par les dermatologues, sans en excepter M. Bazin ; on a même parfois bien de la peine à guérir le psoriasis lentement.

J'ai dit que M. Bazin ne devait pas avoir beaucoup d'observations tendant à prouver que la *cure* d'un psoriasis a causé la folie ; je n'ai pas parlé de la *disparition spontanée* du psoriasis, ce qui est tout différent. Il ne paraît nullement improbable que le principe, la cause immédiate ou, comme on dit, prochaine qui produit un psoriasis ou toute autre maladie d'apparence locale — cause qui est très probablement un parasite — se transporte de la peau sur le cerveau ou le poumon etc., et disparaisse du premier lieu d'élection pour aller causer des désordres sur un autre point, sur un autre organe. C'est là un déplacement, une migration du parasite. Mais ce n'est point par déplacement qu'agit la cure des maladies, surtout la cure par les parasiticides; et tous ou presque tous les médicaments contre les affections cutanées sont parasiticides. Ces médicaments tuent le parasite sur place, quand ils agissent sur place; ils le tuent où ils le rencontent quand on les administre à l'intérieur. Il n'a donc pas à se transporter ailleurs, et la crainte de le voir aller s'attaquer à d'autres organes est justement aussi fondée que la peur des revenants. On passerait cette crainte à notre excellent et poétique maître, M. Marchal, dont la belle imagination a conservé sous le ciel de Paris toutes les ardeurs du soleil des tropiques; mais, de la part du prosaïque M. Bazin, une telle crainte est difficile à expliquer; il faut que quelque aliéniste ait passé par là : on sait que ces honorables gardiens de fous ne brillent pas, même parmi les spécialistes, par leurs idées et leurs connaissances pathologiques ; mais il est incroyable qu'ils aient pu déteindre sur M. Bazin, au point de lui inculquer des erreurs comme celle qu'il professe sur la cure *trop prompte* du psoriasis. Si M. Bazin veut bien nous pardonner de lui donner un conseil, ce sera, quand il aura un psoriasis à traiter, de tâcher à le guérir le plus promptement possible et de n'avoir d'autre crainte que celle de Dieu et celle de ne pas réussir.

ART. XXII. — DU RUPIA.

Le rupia a fourni à M. Bazin l'occasion d'une des plus fortes fantaisies qu'il se soit permises dans ses discours sur les maladies de la peau. Il a l'habitude de distinguer dans chacune des formes de dermatoses décrites par les auteurs une maladie ou plutôt ce qu'il appelle une affection — en donnant aux mots maladie et affection un sens peu rationnel qui n'appartient qu'à lui — de cause externe et une maladie de cause interne. Il répète cette distinction à propos de l'eczéma, de l'impétigo, de l'érythème, du pityriasis, du psoriasis, etc., etc. De ces deux maladies, l'une est la vraie, la seule maladie de la peau, l'autre, le plus souvent, n'est rien ou à peu près; mais ce rien existe pourtant, tout rien qu'il est; il ne s'agit que de le trouver, ce qui, pour l'ordinaire, n'est pas énormément difficile ; mais il paraît que, pour le rupia, la découverte ne marchait pas toute seule. Après bien des recherches, pénibles probablement, M. Bazin a fini par trouver sa cause externe dans l'huile de noix d'acajou. Alors, il n'a plus éprouvé le moindre obstacle à suivre le chemin qu'il s'est tracé, et il a divisé le rupia comme il suit : 1° Rupia de cause externe ou rupia de l'huile de noix d'acajou (1); 2° rupia de cause interne ou : 1re *espèce*, rupia scrofuleux; *seconde espèce*, rupia syphilitique. Dans les cas bien tranchés, le rupia diffère du pemphygus, comme le pityasis diffère du psoriasis, comme l'herpès diffère de l'eczéma, etc. Sur les limites des caractères donnés comme différentiels, la distinction est arbitraire et vraiment illusoire ; aussi beaucoup d'auteurs ont-ils refusé à la plupart des formes de dermatoses admises par Bateman, Biett, et d'autres le caractère d'espèces et ont-ils admis dans tous ces cas une *dartre*. La découverte des parasites qui, suivant toutes

(1) M. Bazin a cependant la précaution de prévenir son lecteur que le rupia produit par l'application de l'huile de noix d'acajou « ne réalise que *très-imparfaitement* les *principaux* symptômes de la maladie. » A quoi le lecteur objectera que M. Bazin a eu bien tort de se mettre l'imagination à la torture pour créer un rupia qui ne réalise pas même les principaux symptômes du rupia.

probabilités, causent toutes ces dermatoses résoudra la question d'une manière définitive. Jusque-là il n'y a qu'à appliquer la maxime du sage : Dans le doute..... Aucun parasite n'ayant encore été trouvé dans le rupia, on ne sait s'il faudra le séparer ou non du pemphygus; tout ce qu'on peut dire, c'est que le traitement phéniqué convient à l'un comme à l'autre, et qu'il doit être appliqué de la même façon dans les deux cas.

ART. XXIII. — DU SYCOSIS.

Dans les quinze à vingt dernières années, le sycosis a donné lieu aux discussions les plus âcres entre divers dermatologistes. Il n'entre ni dans notre plan, ni dans notre compétence, ni dans nos prétentions d'intervenir dans ces débats. Nous dirons seulement que M. Gruby d'abord, M. Bazin ensuite, d'une manière plus nette, nous paraissent avoir mis hors de doute la contagion et la nature parasitaire de ce que le dernier de ces auteurs appelle le sycosis de cause externe, et avoir démontré son identité avec la teigne trichophytique. Son histoire ne doit donc pas être séparée de celle de cette teigne. Quant au sycosis dit de cause interne ou plutôt de causes internes (la kyrielle de la *dartre*, l'*arthritis*, la *scrofule*, la *syphilis*), il doit être traité comme l'acné, dont il diffère peu, l'impétigo, etc. Nous n'avons qu'à renvoyer le lecteur aux articles consacrés à ces affections.

ART. XXIV. — DE LA TEIGNE OU DES TEIGNES.

M. Bazin n'est pas comme beaucoup de bons auteurs qui attachent un prix inestimable à leurs mauvaises productions et mépriseraient volontiers leurs chefs-d'œuvre. Beaumarchais aurait donné dix *Barbiers de Séville* et autant de *Mariages de Figaro* pour sa *Mère coupable*. Les auteurs en question ont deux fois tort, tandis que M. Bazin n'a tort qu'une fois : il se fait un grand honneur d'avoir en grande partie découvert ou complétement démontré la nature des teignes, en quoi il a grandement raison, presque trop raison même, car il paraît plus disposé à réduire la part des autres que la sienne: mais il s'en fait un plus grand encore ou tout au moins aussi grand, d'avoir inventé une classification fantastique des maladies de la peau; en cela, il n'est pas pardonnable. Nous n'avons pu discuter avec M. Bazin sur le premier terrain; nous ne pouvons pas davantage le suivre sur le second; seulement nous nous sommes fait un devoir et un vrai plaisir de rendre justice à ses travaux utiles, de même que nous n'avons pas hésité à qualifier comme elles le méritent des élucubrations prétentieuses, qui n'auront d'autre mérite que d'encombrer la voie de la science d'obstacles que les vrais pathologistes auront la peine de balayer.

Après les découvertes de l'*achorion Schœnleinii*, par Schœnlein, du *microsporon mentagrophytes* et du microsporon Audouini, par Gruby, découvertes complétées et rectifiées par Molmstem et surtout par M. Bazin, ce dernier divise les teignes en trois espèces : la *teigne faveuse*, produite par l'*achorion Schœnleinii*, la *teigne tonsurante* (teigne *tondante* de Mahon jeune, le mot de Mahon valait mieux, outre qu'il était le premier-né), et la *teigne pelade*, produite par le *microsporon Audouini*. La justesse de cette classification combattue encore à l'heure actuelle par beaucoup de dermatologues — sans compter, bien entendu M. Devergie dont l'esprit est totalement bouché à tous les progrès — nous paraît avoir été démontrée par M. Bazin et un de ses honorables collaborateurs, le Dr Deffis, par des observations et des expériences irrécusables; c'est donc celle que nous adopterons. Chacune des trois espèces compte plusieurs variétés fondées, tantôt sur le siége, tantôt sur le degré ou plutôt la période de développement de la maladie. Il n'entre pas dans notre objet de décrire ni d'énumérer ces variétés; nous devons nous occuper immédiatement du traitement.

M. Bazin n'a pas seulement eu le mérite de décrire d'une manière exacte et claire les trois espèces de teignes, causées par trois parasites différents; il a eu celui, plus grand encore, d'expliquer comment et pourquoi on guérissait ces teignes et pourquoi elles guérissaient parfois spontanément; sachant comment et pourquoi on les guérissait dans certains cas, M. Bazin a déduit de cette notion le moyen de les guérir toujours, et l'expérience a confirmé, sinon dans tous les cas absolument, du moins dans l'immense majorité des cas, les données de la théorie. Les parasites végétaux qui occasionnent les teignes, a dit M. Bazin, se développent sur les cheveux et les poils et pénètrent dans la racine de ces productions, jusque dans le follicule pileux. Les parasites sont détruits par divers parasiticides, et spécialement par le sublimé corrosif; mais les lotions ne peuvent opérer cette destruction qu'à la condition d'être mises en contact avec tous les parasites, et ce contact ne peut être établi avec ceux qui sont cachés dans le follicule pileux qu'en arrachant les cheveux ou les poils et en laissant béante l'ouverture du follicule par où doit pénétrer le parasiticide; cet arrachement, auquel on a donné le nom d'épilation, est donc, suivant M. Bazin, la condition *sine quâ non* de la guérison des teignes. Toutes les expériences de M. Bazin, il faut bien le dire, semblent démontrer la nécessité de l'épilation, ainsi qu'il le prétend. Faut-il cependant renoncer à jamais, comme il le soutient, à l'espoir de faire pénétrer un parasiticide dans le follicule pileux, la paroi du follicule et le poil? C'est là une question des plus graves qui, fort heureusement, ne nous paraît pas aussi définitivement résolue que le croit M. Bazin. La question est grave, en effet, car sans partager l'opinion d'Alibert, qui tenait l'épilation pour une torture atroce, digne des temps de barbarie, on ne peut se dissimuler qu'elle est, même pratiquée avec toutes les précautions conseillées par M. Bazin, une opération longue, douloureuse, et qui empêchera toujours un certain nombre de malades de se soumettre à un traitement dont cette opération est le prélude nécessaire. Tout lecteur en sera convaincu en lisant la description suivante que fait de l'opération M. Bazin, qui n'en exagère nécessairement pas les rigueurs :

« L'opérateur fait prendre au malade et prend lui-même la position qui lui semble la plus commode. Ici, nos infirmiers épileurs sont assis, et font reposer sur leurs genoux la tête du patient. D'une main, ordinairement de la droite, ils tiennent la pince comme une plume à écrire, ou, s'ils veulent, dans les cas plus faciles, comme un archet pour jouer du violon. L'autre main est placée sur la partie qu'il s'agit d'épiler, et, entre le pouce et l'index, on tend la peau afin qu'elle ne glisse pas. Puis, une lotion savonneuse ayant été faite préalablement, on extrait les cheveux, en les tirant dans le sens de leur direction naturelle; on n'en prend à la fois qu'un petit nombre, deux, quatre, six et tout au plus un bouquet uniloculaire.

» Quand on a dénudé une surface de 2 à 3 centimètres carrés, on suspend quelques minutes l'épilation, et l'on fait une application parasiticide (presque toujours solution de sublimé), avec une brosse douce, une éponge, un pinceau....., selon le siége de la partie affectée. » — (Le siége de la partie affectée est un peu un siége à la Prudhomme!) — « Alors on recommence l'avulsion des poils, pour s'arrêter de nouveau après quelques instants; et ainsi de suite jusqu'à la fin de la séance.

» Il ne faut épiler ni trop vite ni trop doucement » — (l'auteur a voulu dire lentement); — « il y a un point intermédiaire qu'on ne peut saisir qu'avec un peu d'habitude.

» Quatre ou cinq heures après l'épilation, on fait une onction avec la pommade parasiticide; ici, nous employons de préférence la pommade à l'huile de cade, et plus souvent la pommade au turbith. Voici les formules de ces deux préparations :

1°	Axonge.............	15	grammes
	Huile d'amandes.... Glycérine..........	ãã 2	—
	Turbith minéral.....	0,50	—
2°	Axonge.............	20	—
	Huile de cade.......	2	—

» Je résume en quelques mots, afin que vous le compreniez mieux, le traitement auquel les teigneux sont soumis dans notre service :

» Il faut d'abord nettoyer la tête, faire tomber les croûtes, s'il y en a, et couper les cheveux à 2 ou 3 centimètres du cuir chevelu. Aussitôt, on applique une couche d'huile de cade, qui détruit en partie le parasite placé à la surface de la peau, éteint la sensibilité du cuir chevelu et facilite l'extraction des poils. Le lendemain, on épile, et l'opération exige ordinairement d'une à cinq séances, suivant l'étendue du mal et la sensibilité du sujet. Pendant l'épilation on fait des applications de sublimé avec une brosse douce; les mêmes lotions sont continuées pendant deux ou trois jours, matin et soir, après que l'épilation est terminée ; puis on les remplace par des onctions avec la pommade au turbith jusqu'à la complète guérison de la maladie.

» Ordinairement une seule épilation est insuffisante, et il faut en pratiquer deux, trois, quelquefois davantage. » (BAZIN, *affections cutan. parasitaires*, p. 84.)

On voit en quoi consiste l'opération de l'épilation ; quoique M. Bazin dise que les malades n'éprouvent une douleur *très-vive* qu'à la première séance, que plus tard ils s'aguerrissent et qu'au troisième jour ils soient déjà accoutumés et disent ne souffrir que très-modérément, « nous croyons que la perspective d'une telle opération séduira peu de malades, surtout quand ils sont exposés à la voir recommencer deux ou trois fois, et même davantage. » Maintenant, combien, à l'aide d'une telle méthode, dure la cure de la teigne? « Six mois, dit M. Bazin, au lieu de dix-huit mois que demande la cure des frères Mahon, quand c'est une cure, car le traitement des frères Mahon échoue assez souvent. Les parasiticides combinés avec l'épilation, au contraire, n'échouent jamais; voilà où se trouve le grand progrès. »

Il faut reconnaître que le progrès est grand, en effet, car la teigne est une maladie si affreuse, les deux premières espèces surtout, que c'est un avantage inestimable que de pouvoir s'en débarrasser sûrement ou même à peu près sûrement au prix des douleurs de l'épilation. Cependant, il faut reconnaître aussi que cette méthode n'est point le dernier terme du progrès que la thérapeutique puisse désirer; il y manque au moins deux des trois conditions de toute opération parfaite, *cito*, *tuto* et *jucunde*. Il ne faut donc pas que les chercheurs s'endorment sur les lauriers de M. Bazin; il y en a de plus glorieux à cueillir. Ces lauriers sont-ils réservés à l'acide phénique? nous ne pouvons l'affirmer, car notre pratique ne nous a, malheureusement ou heureusement, fourni aucun cas où nous ayons pu appliquer une médication phéniquée rationnelle à la curation de la teigne. M. Lemaire paraît avoir été plus favorisé que nous : Il a, dit il, traité plusieurs teigneux, dont quelques-uns grâce à la bienveillance de M. Bazin, et avoir obtenu les résultats encourageants que nous allons faire connaître. Nous les publions, nous n'avons pas besoin de le répéter, sous toute réserve, car quoique quelques-uns de ces faits se soient passés, d'après le narrateur, sous les yeux de M. Bazin, celui-ci n'en parle pas plus dans son ouvrage que de tous les autres dont M. Lemaire dit l'avoir rendu témoin. Cela ne détruit pas évidemment la réalité et la valeur des faits rapportés par M. Lemaire, car ce peut n'être qu'une omission volontaire ou involontaire de M. Bazin; mais c'est cependant une omission que nous ne pouvions passer sous silence (1). Sous le bénéfice de ces remarques, voici les faits de M. Lemaire, assurément très-importants, s'ils sont exacts.

M. Lemaire cite d'abord deux faits fort incomplets, qui auraient été observés dans le service de M. Bazin en 1860, et dans lesquels l'épilation avait été pratiquée avant l'application de la médication phéniquée. Il est inutile de les reproduire. Puis vient le fait suivant : « Depuis, j'ai appliqué la même liqueur (2) sur une petite fille de huit ans demeurant à Bagnolet. Elle était atteinte d'herpès tonsurant depuis un an au moins. Cinq plaques de trois à cinq centimètres existaient.

» Les cheveux brisés et leur chute sur plusieurs points, leur aspect, ainsi que l'état du cuir chevelu, ne me paraissent point permettre de doute sur la nature de l'affection. Des applications de sublimé corrosif, de pommades au goudron, au calomel et soufrées, avaient été employées sans résultat satisfaisant.

» Les cheveux furent rasés. Je fis moi-même les applications chaque jour à l'aide d'un pinceau. J'ai été obligé d'en suspendre l'emploi » — (*l'emploi des applications*, vous-entendez?) — « trois fois, parce que la peau était devenue rouge et douloureuse. Pendant l'interruption du traitement, des onctions faites avec l'axonge firent disparaître la rougeur et la douleur. Après cinq

(1) Peut-être le silence s'expliquerait-il naturellement par cette circonstance que la date des observations de M. Lemaire — que cet observateur ne donne à peu près jamais, quoiqu'il reproche sévèrement aux autres de l'omettre quelquefois — serait postérieure à la publication du livre de M. Bazin ; cela peut être vrai pour quelques-unes; cela ne peut l'être pour d'autres dont M. Lemaire donne par hasard la date; et pour ceux-ci le silence de M. Bazin est tout à fait inexplicable.

(2) « Cette liqueur est ainsi composée : acide acétique à 8° (pyro-ligneux) 200 grammes; acide phénique pur 50 grammes; eau de fontaine 750 grammes. Mélangez les deux acides et ajoutez l'eau.

» On peut dissoudre l'acide phénique dans le vin; alors l'eau n'est pas nécessaire, on obtient les mêmes effets. »

(Note de M. Lemaire.)

semaines de traitement sans épilation, la malade était guérie. Depuis plus de quatre ans que cette application a été faite, il n'y a pas eu de récidive. J'ai traité deux autres malades atteints d'herpès tonsurant. Le mal était récent. Une plaque de la dimension d'une pièce de cinq francs existait sur la tête de chacun d'eux. L'un a guéri en un mois. Le traitement de l'autre qui a été interrompu pour plusieurs causes a duré trois mois. Tous deux ont guéri sans récidive.

» Je fis part de ces résultats à M. Bazin qui désira constater de nouveau les effets de mon traitement.

» Je lui présentai quatre malades atteints d'herpès tonsurant. Deux furent traités dans leur famille. Les deux autres furent admis à l'hôpital Saint-Louis, dans son service, où je fis moi-même régulièrement les applications du traitement. Sur ces quatre malades, la présence du *trichophyton tonsurans* a été constatée à l'aide du microscope. Les deux malades admises à l'hôpital étaient deux sœurs, âgées l'une de six, l'autre de huit ans. Toutes deux suivaient depuis un an le traitement d'un médecin qui annonce dans les journaux politiques son efficacité. » — Voilà qui peut s'appeler un médecin effronté, qui annonce *son efficacité* dans les journaux politiques. — Quelle privation pour le public que M. Lemaire n'y annonce pas son français! — « D'après le père de ces deux malades, leur état ne s'était pas sensiblement amélioré.

» Toutes deux ont une constitution lymphatique. La plus jeune a le cuir chevelu envahi sur huit points différents. L'aînée porte sur le milieu du cuir chevelu une plaque d'herpès de quatre centimètres de diamètre. Les cheveux de cette dernière ont été coupés avec des ciseaux. Vingt applications de la liqueur, faites chaque jour, ont suffi pour la guérir.

» Cette malade, qui est restée plusieurs mois à l'hôpital, n'a pas eu de récidive. Je l'ai revue trois ans après la cessation du traitement, et l'ai montrée à M. Bazin. Elle était radicalement guérie.

» Sa sœur, qui était plus malade, a été plus longtemps en traitement. Dans l'espoir d'aller plus vite, je fis chez cette malade l'essai d'une solution contenant 20 p. 100 d'acide phénique. Une très-vive douleur en fut la conséquence. Des compresses imbibées d'eau froide l'apaisèrent promptement. Mais tous les points touchés avec cette solution étaient comme parcheminés et restèrent longtemps en cet état. Néanmoins les cheveux repoussaient sains. Cet état du cuir chevelu ne nous a pas permis de juger d'une manière précise la durée de la résistance de la maladie. Pendant trois mois, j'ai revu la malade trois fois par semaine. La maladie ne reparaissait pas. Je restai plus d'un mois sans la voir.

» J'appris que la maladie avait reparu. Je ne suis pas convaincu que ce soit une récidive. Je crois plutôt qu'elle a contracté de nouveau l'affection en jouant avec d'autres petites filles qui habitaient la même salle et qui étaient atteintes d'herpès tonsurant. Ce qui me fortifie dans cette opinion, c'est que sa sœur, qui a quitté l'hôpital, est radicalement guérie.

» Les deux autres malades étaient deux frères, l'un âgé de huit ans, l'autre de sept; tous deux ont une constitution lymphatique. Ils ont contracté la maladie dans une pension où plusieurs des malades en étaient atteints. Le début du mal remonte à un an environ.

» L'aîné portait à la région occipitale une plaque de cinq centimètres de diamètre.

» Le plus jeune avait presque tout le cuir chevelu envahi. Sur beaucoup de points les cheveux avaient disparu. Un grand nombre étaient brisés Après deux mois d'application les deux malades me parurent guéris. Je cessai le traitement, et ils rentrèrent à leur pension. Le mal reparut. Était-ce une récidive ou bien avaient-ils contracté de nouveau la maladie? . . . . . . Quoi qu'il en soit, le traitement fut de nouveau appliqué. Deux mois après les deux malades me parurent guéris. Je défendis de les faire rentrer à la pension. Je les présentai à M. Bazin qui constata leur guérison complète. Depuis deux ans que cette constatation a été faite, la guérison s'est maintenue. Les cheveux ont repoussé partout : ils sont abondants et très-beaux. Le plus jeune des malades eut, pendant le traitement, une éruption impétigineuse. La liqueur parasiticide y était-elle pour quelque chose? Je ne le pense pas.

» Une malade âgée de sept ans avait été traitée par l'épilation et les parasiticides à l'hôpital Saint-Louis. On la croyait guérie;

on la rendit à son père, mais la maladie récidiva. Alors on m'amena l'enfant qui avait plusieurs points du corps envahis par le mal. Les croûtes épidermiques, les cheveux brisés visibles à la loupe, indiquaient suffisamment ce dont il s'agissait. Mais je m'assurai à l'aide du microscope de l'existence du microphyte, qui, comme on sait, est caractérisé par des spores enchaînés en filaments moniliformes.

» Six semaines d'application de vinaigre phéniqué, faites une fois par jour, suffirent pour la guérir radicalement. Les cheveux vingt jours après l'application repoussaient sains. Depuis un an environ que ce traitement a été appliqué la guérison s'est maintenue.

» L..., âgé de huit ans, prit la teigne dans une pension des environs de Paris où déjà les deux frères dont j'ai parlé l'avaient contractée. Une grande partie du cuir chevelu était envahie par l'herpès tonsurant. La maladie datait d'un an.

» Les parents n'y firent pas d'abord attention ; mais en voyant les cheveux disparaître sur plusieurs points et l'aspect particulier que présentaient les autres, ils se décidèrent à me l'amener.

» L'aspect du mal ne permettait pas de se méprendre sur la nature de l'affection ; mais l'examen microscopique démontrant l'existence du trichophyton tonsurant, le diagnostic était porté avec une certitude absolue.

» Je badigeonnai, tous les deux jours, les parties malades avec le vinaigne phéniqué au centième. Au bout de vingt jours les cheveux repoussaient sains partout. Considérant le malade comme guéri, je cessai le traitement.

» Cette observation étant toute récente, je ne puis savoir s'il y aura récidive.

» M. le Dr Vulpian, professeur agrégé à la Faculté de médecine de Paris, a employé, avec un succès rapide, le vinaigre phéniqué au centième pour combattre un herpès tonsurant qui occupait une grande partie du cuir chevelu.

» M. le Dr Dubuc, alors interne du service de M. Bazin, à l'hôpital Saint-Louis, m'a communiqué les deux faits suivants dont l'un le concerne personnellement.

» M. Dubuc s'aperçut, dans le courant de juin 1863, qu'il

portait à la partie supérieure et externe de l'avant-bras droit un petit disque eczémateux, arrondi, rouge, saillant, accompagné de démangeaison et d'une légère desquamation épidermique. Trois ou quatre jours après son apparition, le disque avait acquis la dimension d'une pièce de 20 centimes. Il reconnut de manière à n'en pas douter qu'il s'agissait d'une affection déterminée par la contagion du *trichophyton tonsurans*, fait qui ne le surprit nullement, puisqu'il se trouve journellement en contact avec des malades affectés de ce parasite. Il pratiqua l'épilation de la surface malade, en ayant soin de dépasser un peu les limites du bourrelet circonférentiel. Des poils placés sur le champ du microscope présentaient déjà une altération notable. Ils étaient infiltrés de spores en certains points, et leurs fibres dissociées formaient des renflements noueux.

» M. Dubuc fit des lotions trois ou quatre fois par jour sur les surfaces malades avec une solution contenant un gramme de sublimé pour 250 grammes d'eau distillée, en prenant soin, chaque fois, de laisser sécher le liquide sur place. Malgré ce traitement, continué une dizaine de jours, le disque érythémateux allait sans cesse grandissant. Il avait atteint la dimension d'une pièce d'un franc.

» Voyant l'insuccès de ce traitement, il résolut de recourir à un autre moyen. Il pratiqua l'épilation des surfaces nouvellement envahies, et remplaça le sublimé par la solution d'acide phénique à dix pour cent.

» Il a suffi d'une application de cette solution, faite matin et soir, pendant cinq jours, pour effacer le disque érythémateux, qui n'a plus reparu depuis.

» René Pasqué, cinquante et un ans, est atteint, au moment de son entrée au pavillon Saint-Mathieu (14 juillet 1863), de plusieurs cercles d'herpès circinné, produits par le *trichophyton tonsurans*. Ils sont disséminés au milieu de la barbe et sur les parties latérales du cou. Un de ces cercles existe sur la partie latérale du poignet gauche; un autre sur la face antérieure du poignet de l'avant-bras droit (*sic*). Le malade raconte que l'affection a commencé par le visage, il y a six mois environ, après s'être fait raser par un perruquier. Les cercles sont arrondis et nettement limités par un bourrelet vésiculeux ou érythémateux. A la surface de quelques-uns, on observe une matière blonde farineuse (pityriasis alba).

» M. Bazin prescrit la solution d'acide phénique au dixième (formule du Dr Lemaire) dont on fait une application matin et soir sur les surfaces malades. Le malade sortait complétement guéri après trois semaines de traitement.

» Quinze jours après sa sortie, il a été revu. L'affection reparaissait sur quelques points du visage; mais sur les autres points la guérison ne s'était pas démentie.

» M. Mar..., âgé de 32 ans, a l'habitude de se faire raser chez un perruquier. Au mois de mars 1864, il vit apparaître sur la peau du menton et de la joue gauche des rougeurs auxquelles il ne fit pas d'abord attention, croyant qu'elles se dissiperaient d'elles-mêmes. Mais voyant le mal s'étendre et s'aggraver, il vint me consulter. Ce malade, qui a la barbe bien fournie, présentait au menton et dans le favori gauche deux plaques rouges en forme de cercle assez régulier. Leur bord d'un rouge vif faisait saillie sur la peau. Celle du menton a environ trois centimètres de diamètre; celle du favori en a sept dans sa plus grande étendue. Elles étaient le siége de démangeaisons et d'une faible desquamation. Je diagnostiquai une maladie parasitaire. Mais avant de commencer le traitement, j'envoyai le malade à M. Bazin, en le priant de me donner son opinion sur la nature du mal. Comme moi il l'attribua au *trichophyton tonsurans*.

» Je traitai le malade avec le vinaigre phéniqué au centième (un badigeonnage par jour).

» La première application fit cesser la démangeaison.

» Quinze jours de traitement suffirent pour guérir le malade. La maladie n'a pas récidivé. Au commencement du traitement, je fis laver avec de l'eau phéniquée à cinq pour cent tous les objets servant à la toilette du malade.

» M. X... fut atteint l'année dernière à la lèvre supérieure et au menton d'herpès circinné parasitaire. Le malade se faisait habituellement raser chez un perruquier. Il pensait que c'était là qu'il avait pris son mal. Depuis quinze jours, il avait pris sans succès diverses pommades. Le vinaigre phéniqué au centième le guérit en vingt jours. »

Les faits qu'on vient de lire, auxquels le témoignage si ouvertement invoqué de M. Bazin donne incontestablement une garantie d'authenticité (au moins à quelques-uns), ont une importance qu'on ne saurait méconnaître. Ils ne sont pas cependant à l'abri de toute critique. Il y aurait, d'abord, une première remarque à faire sur le mode d'emploi de l'acide phénique. M. Lemaire, mieux renseigné sans doute par ce qu'il apprenait du dehors sur l'emploi de cet acide, dans le service de M. Maisonneuve notamment, où notre exemple l'avait fait introduire, s'est aperçu lui-même que la préparation qu'il employait n'était pas la meilleure : « J'ai fait subir, dit-il, une première modification à la liqueur parasiticide. Pour faciliter la chute des croûtes et des pellicules, j'ajoutai à la liqueur de la teinture de quilaya saponaria. Mais le frottement indispensable pour obtenir ce résultat faisait que cette préparation provoquait de la cuisson et de la rougeur. J'ai continué à utiliser les propriétés de la saponine — (ne pas oublier que cette saponine, c'est du bois de panama), — mais sans la mélanger au liquide parasiticide. L'application se fait en deux temps. Dans le premier, on lave la tête avec la décoction de bois de panama (*quilaya saponaria*) ou de racine de saponaire, qui contiennent beaucoup de saponine — (il fallait donc le dire). Ce premier résultat obtenu, on essuie la peau, et l'on fait l'imprégnation, sans frotter, avec la liqueur. De cette manière on peut faire supporter une dose plus forte d'acide phénique sans provoquer de cuisson. Je pense qu'un centième d'acide phénique peut suffire dans tous les cas. Lorsqu'on réfléchit qu'un millième de cet acide suffit pour tuer d'épaisses moisissures, on reste convaincu que de fortes doses ne doivent pas être indispensables pour guérir la teigne.

« Je dois dire que, dans la journée, je fais placer au fond de la casquette ou du chapeau, ou sous le bonnet, une compresse imbibée de liqueur parasiticide pour entretenir de la vapeur d'acide phénique sur le cuir chevelu.

» Nous venons de voir que l'action des liqueurs concentrées parchemine la peau et rend son imprégnation ultérieure impossible. Je crois que la dose de un pour cent suffira dans tous les cas pour détruire le champignon. Il vaut mieux répéter chaque jour les applications de la liqueur, qui finit par imprégner le bulbe pileux et fait mourir le parasite.

» Quel que soit le résultat de l'observation ultérieure sur ce point, les décoctions de bois de Panama ou de racine de saponaire devront faire partie du traitement.

» Ces décoctions, par la saponine qu'elles contiennent, débarrassent le cuir chevelu des produits sécrétés gras ou épidermiques mieux qu'aucune autre substance ne peut le faire ; de plus, elles adoucissent les parties malades.

» Lorsque les cheveux ne sont pas rasés, il faut, après la lotion faite avec le liquide saponiné, en faire une autre avec de l'eau pure, sans cela la saponine produit sur eux l'effet de l'apprêt sur les tissus. Elle les réunit et les roidit. Cet état est désagréable pour les malades et gênant pour les applications ultérieures. »

Nous ne voulons pas discuter les détails de ces observations ni critiquer ce qu'elles offrent de défectueux ; en les prenant telles qu'elles sont, elles paraissent à peu près suffisantes pour établir un fait que M. Bazin considérait comme impossible, la possibilité de faire pénétrer une liqueur parasiticide entre les parois du follicule pileux et le poil, et d'aller, par conséquent, détruire le parasite dans l'intérieur même de la cavité folliculaire. Ce fait est d'une importance capitale, car il conduit à la suppression de l'épilation, ce qui, ainsi que nous l'avons dit, serait, pratiquement, un progrès plus grand encore que celui que M. Bazin a réalisé dans le traitement des teignes.

Chose singulière, M. Lemaire paraît avoir réussi à faire pénétrer dans le follicule pileux (puisqu'il l'a guéri) la liqueur phéniquée à 10 p. 100 d'acide (10 p. 100, grâce à l'acide acétique bien entendu); et pourtant il finit par reconnaître, — preuve qu'en 1864 il avait peu l'habitude de manier l'acide phénique et qu'il en connaissait peu les propriétés médicales pratiques — qu'à ce degré de concentration, l'acide tannait ou, suivant son expression, parcheminait le tissu cutané et rendait « impossible » sa pénétration dans la peau et dans les follicules ; en conséquence de cette observation, il a employé, ensuite, et avec succès, paraît-il, la solution à 1 p. 100; il conseille cette solution, ce qui ne l'empêche pas de continuer à parler de ce qu'il appelle sa solution parasiticide, laquelle contient

10 p. 100 d'acide ! mais nous n'en sommes plus à compter avec le gâchis intellectuel de M. Lemaire ; le rôle de la critique est de trier les quelques perles qu'il peut y avoir dans ce fumier d'Ennius, et la curation de la teigne sans épilation en est certainement une des plus précieuses.

Maintenant, quel sera le meilleur mode d'emploi de l'acide phénique, pour le faire pénétrer jusque dans l'intérieur du follicule pileux, où se trouvent les parasites les moins accessibles à l'action des médicaments ? M. Lemaire pense que ce sont les applications de solutions dans l'acide acétique. Nous ne voyons pas sur quelles données cette opinion se fonde. Tout le monde sait que les acides sont des astringents, et les astringents ne sont pas faits pour favoriser la pénétration d'une substance à travers les tissus (cutané ou autres). L'acide acétique ne paraît pouvoir faire autre chose, sinon d'ajouter son action tannante à celle de l'acide phénique. Si l'on veut se laisser guider par l'analogie, en attendant que l'expérience ait prononcé définitivement, le meilleur moyen serait de ramollir le tissu cutané, de dilater ses pores et ses orifices pileux ou sébacés, par l'application de compresses simplement imbibées d'eau tiède, et maintenues longtemps en place, après qu'on aura, bien entendu, dénudé les surfaces, en coupant les poils ou cheveux et en faisant tomber les croûtes. Quand la peau aura été rendue ainsi aussi perméable que possible, on la lotionnera un grand nombre de fois coup sur coup avec une solution aqueuse phéniquée à 3 p. 100 ; les applications pourront être suivies de l'application de compresses imbibées de la même solution, et maintenues constamment humides par l'humectation permanente avec la même solution ; cette application pourra être continuée toute une journée ; la nuit elle se continuerait encore en enveloppant les parties affectées et les compresses qui les recouvrent d'un tissu imperméable, (toile cirée, caoutchouc vulcanisé, etc.) ; le lendemain, on pourrait continuer l'humectation, et ainsi de suite. Quand les applications phéniquées par cette méthode devraient durer huit jours, il n'est pas un seul malade qui ne préfère supporter la gêne qu'elles peuvent occasionner à la douleur que produit la plus douce des épilations.

Nous croyons que la solution phéniquée, employée comme nous venons de le dire, parviendra à tuer les parasites jusque dans le fond des follicules pileux; en cas d'insuccès, on pourrait, en procédant toujours de la même manière, essayer des solutions à 1 et 1/2 ou 2 p. 100, ou même plus concentrées encore ; mais tout nous permet d'espérer que la solution à 1 p. 100 sera suffisante.

Nous ne terminerons pas ce que nous avons à dire sur ce sujet sans consigner, ici, une remarque peu honorable pour la médecine. L'acide phénique n'est pas connu d'hier dans la thérapeutique; il a fait un certain bruit dans le monde médical et dans l'autre ; quelques Catons, qui font de la vertu à bon marché, nous ont même reproché et nous reprochent chaque jour de faire trop de bruit autour de ce nouveau curatif parasiticide. Comment se fait-il donc qu'un homme de progrès comme M. Bazin n'ait pas résolu, depuis longtemps, toutes les questions que nous venons de discuter théoriquement, lui qui se trouve dans les meilleures conditions pour les juger pratiquement d'une manière définitive? Hélas! comment cela se fait! si on le cherchait, on le découvrirait peut-être; mais cette recherche n'est pas ce qui doit nous occuper dans ce livre. Nous aurons occasion, si nous le jugeons utile, de placer ailleurs cette recherche. Ici, nous écrivons uniquement pour les médecins de progrès et pour les malades; il faut réserver pour un autre moment tout ce qui pourrait nous détourner de notre but.

ART. XXV. — DE L'URTICAIRE.

Nous ne pourrions discuter, à propos d'urticaire, que des questions de doctrine, questions qui sortent de notre plan, dès qu'elles ne se rattachent pas, par des liens suffisamment étroits, à la théorie parasitaire et à l'action des parasiticides. Jusqu'à présent, aucune observation n'a mis sur la voie de la découverte d'un parasiticide dans l'urticaire, quoique, à notre avis, bien des circonstances doivent en faire soupçonner la présence. Quant aux parasiticides en général et à l'acide phénique en particulier, personne, que nous sachions, n'a eu la pensée de les employer contre l'urticaire, ce qui ne veut pas dire qu'il faille les rejeter sans expérimentation. C'est un champ vierge ouvert aux praticiens d'initiative. Ce que nous croyons, d'après les données de la pathologie, c'est que les personnes sujettes aux urticaires se trouveront bien de l'usage habituel de l'acide phénique en sirop et même en injections sous-cutanées, autant que durera la disposition aux éruptions.

ART. XXVI. — DU VITILIGO.

Nous ne serons pas plus long sur le vitiligo que sur la maladie précédente, et pour les mêmes motifs. Nous dirons seulement que les caractères que M. Bazin donne comme essentiels pour distinguer ce qu'il appelle le vitiligo simple du vitiligo parasitaire ou teigne *pelade*, sont, quelquefois au moins, inexacts. M. Bazin affirme que le vitiligo simple n'a pas son siége de prédilection au cuir chevelu, ce qui n'est pas un caractère différentiel, puisque, lorsque le vitiligo existe au cuir chevelu, il importe peu pour le diagnostic qu'il y existe par prédilection ou par toute autre cause; M. Bazin affirme encore que les plaques dénudées et décolorées du vitiligo simple n'affectent pas la forme ovalaire ou circulaire, mais sont au contraire irrégulières; nous avons vu le contraire dans deux cas du vitiligo, dont un chez un interne distingué des hôpitaux, neveu d'un professeur non moins distingué de la faculté; enfin, M. Bazin croit qu'on trouve toujours au pourtour des plaques du vitiligo simple un cercle plus foncé même que dans l'état normal, formé par une accumulation de matière pigmentaire, qui paraît refoulée plutôt que détruite, tandis que dans la pelade, la matière pigmentaire est détruite, absorbée par le parasite; rien de pareil n'existait dans le vitiligo de l'interne à qui nous avons fait allusion. Chez lui d'ailleurs, comme chez l'autre personne, le vitiligo, après quelques mois de durée, a disparu spontanément, ou à peu près, car dans les deux cas on s'est borné à quelques lotions avec une décoction de quinquina.

Nous n'aurions pas insisté sur l'inconstance des caractères attribués par M. Bazin au vitiligo dit simple, si les formes régulières, ovalaire, circulaire ou autres, n'étaient pour nous une raison de plus de croire au parasitisme d'une affection; il nous semble que tout ce qui affecte ou tend à affecter une forme définie a plus de chances d'appartenir aux corps organisés, quoique les corps inorganiques ne soient pas eux-mêmes composés au hasard, qu'ils affectent même toujours des formes géométriques, quand ils se forment dans des conditions déterminées. Quoi qu'il en soit, que l'avenir découvre, comme nous croyons, des parasites dans le vitiligo simple, ou qu'il n'en découvre pas, nous pensons que l'analogie conduira à traiter cette affection, d'ailleurs peu tenace, par les préparations phéniquées, qui en abrégeront probablement la durée. Nous croyons qu'on devra, dans ce cas, se borner aux lotions; tout au plus, si l'affection se présentait avec une opiniâtreté exceptionnelle, devrait-on prescrire à l'intérieur notre sirop phéniqué, à la dose de deux cuillerées à bouche par jour (20 centigr. d'acide).

ART. XXVII. — DU ZONA.

Cette affection clôt la liste alphabétique des dermatoses que nous avons cru devoir passer en revue; en la rangeant à côté de beaucoup d'autres affections cutanées, nous avons obéi, en partie, à un usage, à une classification qui a ses avantages sous le rapport du diagnostic, mais qui serait déplorable au point de vue de la doctrine, si l'on devait prendre pour un véritable tableau nosologique le cadre des dermatoses, tel que l'avaient construit Willan, Batemann et leur continuateur et perfectionneur Biett; cette erreur les honorables classificateurs ne l'avaient d'ailleurs commise qu'en partie, leur principal but, en classant comme ils l'ont fait les dermatoses, étant de jeter de la clarté dans leur histoire, laquelle, avant leurs utiles travaux, était fort embrouillée, au moins pour le commun des praticiens, sinon pour quelques spécialistes privilégiés. Nous aurions donc pu renvoyer ce que nous avions à dire du zona à un autre endroit de ce livre, comme nous y avons renvoyé la variole, la suette, etc., que M. Bazin — le classificateur nosologue par excellence; il en est du moins convaincu — continue à ranger parmi les maladies de la peau! mais à quel endroit? là était la difficulté; quand on ne se croit pas certain de faire mieux que ses devanciers, autant vaut suivre les usages adoptés. C'est aussi l'avis d'un esprit éminemment distingué, de M. Hardy, qui a mêlé à quelques erreurs d'excellents aperçus sur les maladies de la peau, parce que M. Hardy n'est pas à proprement parler un spécialiste, mais un médecin qui apporte dans l'étude des maladies de la peau de profondes et, en général, saines notions de médecine générale : « Le zona, dit M. Hardy, est une maladie spéciale qui a ses caractères propres, savoir la coexistence d'une éruption et d'une névralgie; la présence des vésicules n'est donc pas suffisante pour en faire un herpès; il est mieux pour simplifier la question de donner à cette maladie le seul nom de zona et de la ranger parmi les maladies accidentelles.

» *L'herpès phlycténode* n'est autre chose qu'un zona des membres.

» *L'herpès præputialis* ou des grandes lèvres est d'une cure souvent fort difficile et présente une tendance extrême à la récidive; aussi pensons-nous que dans la plupart des cas, il reconnaît une origine dartreuse, que ce n'est qu'un eczéma, et que la seule différence du siége donne à cet eczéma les caractères particuliers qu'il présente.

» Dans l'herpès circinné, les vésicules sont très-rares, n'apparaissent qu'exceptionnellement et doivent, dans la plupart des cas, être supposées; d'où il résulte clairement que le mot herpès s'applique dans la science à des affections qui n'ont aucun rapport entre elles; qu'on doit cesser de désigner, sous ce nom, un genre particulier; que cette expression doit être rayée, en un mot, du vocabulaire dermatologique. »

Cette radiation ne faisait point l'affaire de M. Bazin, l'historien, ou plutôt le créateur des *genres* en dermatologie; nous avons déjà dit quelques mots de ces *genres* et des singulières espèces dont ils se composent; puisque nous allons quitter le terrain de la dermatologie, terminons par un dernier mot sur cet intéressant sujet; ce mot sera du reste un jugement sur tout le nouveau système du docteur Bazin, qui, nous pouvons le prédire sans être grand prophète, ne fera jamais concurrence à celui du docteur Linné.

M. Bazin veut donc que l'on conserve, en dermatologie, l'herpès comme *genre;* l'herpès est donc un *genre.* Maintenant citons textuellement, car de pareilles idées risqueraient fort d'être mal rendues, autrement que par le texte original :

Étant posé que l'herpès est un genre,

« Il nous reste, dit M. Bazin, à énumérer les *divisions* de l'herpès que nous avons admises, à vous décrire les *variétés* que l'on doit accepter à notre époque.

» Nous admettons deux *classes* d'herpès : des herpès de cause externe et des herpès de cause interne.

» Les herpès de cause externe sont les herpès circinné, simple, à anneaux multiples et nummulaires, qui reconnaissent pour origine l'existence d'un parasite végétal, et les herpès præputialis, labialis, vulvaris, qui dans certains cas sont dus à l'action de substances irritantes, telles que la matière sébacée qui s'accumule entre le gland et le prépuce, etc.

» Les herpès de cause interne sont les herpès zoster et phlycténode, pseudo-exanthème, qui constituent tantôt des manifestations arthritiques, tantôt des manifestations dartreuses et d'autres fois sont idiopathiques; l'hydroa dont nous avons fait un *genre* à part, voisin de l'herpès, que nous pouvons considérer ici, pour éviter les répétitions, comme un herpès tantôt aigu, mais le plus souvent successif et chronique, et qui constitue toujours une *affection arthritique;* les herpès præputialis, labialis, vulvaris, qui doivent être regardés comme des *affections pseudo-exanthématiques*, quand ils offrent une marche aiguë, et sont précédés ou accompagnés de phénomènes généraux, et au contraire comme le reflet d'une maladie constitutionnelle, quand ils présentent des récidives, offrent une longue durée, etc.

» Voici d'ailleurs le tableau symptomatique de notre division de l'herpès et des *espèces* de cette affection que nous admettons :

HERPÈS

DE CAUSE EXTERNE.

- **Parasitaire.**
  - herpès circinné.
  - herpès iris.
  - herpès nummulaire.
- **Artificiel.**
  - herpès labialis.
  - herpès præputialis.
  - herpès vulvaris.

DE CAUSE INTERNE.

- **Arthritique**
  - aigu . . .
    - zona,
    - herpès phlycténode, hydroa.
  - chronique
    - hydroa, et quelquefois herpès labialis, etc.
- **Dartreux. .**
  - aigu . . .
    - zona,
    - herpès phlycténode.
  - chronique
    - herpès præputialis, vulvaris, etc.
- **Idiopathique, pseudo-exanthématique.**
  - herpès labialis, herpès præputialis, vulvaris.
  - zona, herpès phlycténode.

Ceux qui auront la notion la plus élémentaire de ce que doit être une classification, la notion que tout élève, dont l'esprit n'est pas absolument obtus, possède au sortir d'une première leçon d'histoire naturelle, seront fort embarrassés, non pas pour comprendre, — la chose est impossible — mais pour résumer et exprimer en langage intelligible la pensée qui a pu inspirer le tableau que nous venons de transcrire, et le préambule dont il est précédé.

M. Bazin commence par « énumérer les *divisions*, décrire les *variétés*..., etc. D'après cette première phrase, il semble que, dans son esprit, *divisions* et *variétés* sont synonymes. Cette synonymie est déjà étrange; mais passons sur cette synonymie; s'il est mauvais de changer le sens des mots, on le peut cependant, pourvu qu'on soit fidèle au sens nouveau qu'on y attache, et que ce sens soit rigoureux. Mais voilà qu'à la phrase suivante, M. Bazin ne s'en contente plus, et que, sous prétexte d'énumérer les *divisions*, de décrire les *variétés*, il admet deux *classes* d'herpès, les seules que l'on doive admettre à notre époque! *à notre époque*, rien que cela!!

Ainsi, *divisions*, *variétés*, *classes*, tout cela est synonyme, dans la bizarre classification de M. Bazin; et ces *divisions*, *variétés* et *classes*, SYNONYMES, se subdivisent, à leur tour, en cinq divisions secondes (*parasitaire, artificiel, arthritique, dartreux* et *idiopathique* ou *pseudo-exanthématique*), lesquelles cinq divisions *secondes* se subdivisent en onze divisions *troisièmes*, lesquelles se subdivisent encore en une foule de divisions *quatrièmes*, lesquelles porteront des noms que M. Bazin laisse au lecteur le soin de deviner, et qui, chose plus renversante dans cette classification renversante, se composent presque toutes des mêmes affections! Ce n'est point là une classification, c'est un gâchis, c'est un bourbier, c'est une classification vue à travers les brouillards du haschich; en un mot, c'est l'absence absolue de toute notion comme de toute idée de classification; et, sans approuver de tous points, il s'en faut bien, les opinions de M. Hardy, quand on voit M. Bazin donner à ce pathologiste distingué des leçons de classification, on ne peut réellement s'empêcher de songer à Grosjean et à son curé.

Pourquoi donc, au lieu de rêver de pareilles classifications, et de traiter de songe-creux les médecins et les vétérinaires qui, avec ou sans Raspail et Eyrini d'Eyrinis, croient au parasitisme de toutes les maladies internes, pourquoi M. Bazin, qui a de l'habitude, de la sagacité et des loisirs, ne cherche-t-il pas des parasites dans le zona? S'il les cherchait bien, il les trouverait très-probablement, et cela vaudrait bien mieux que de forger de prétendues classifications qui feraient sourire de pitié tous les Linné, tous les Cuvier, tous les Jussieu présents, passés et futurs.

Par quel traitement du zona, M. Bazin couronne-t-il sa classification? Par le traitement fort simple que voici:

« Le zona, comme toute affection exanthématique, n'exige pour traitement que l'usage d'un régime doux, de boissons acidulées ou légèrement diurétiques, etc. Il sera bon de faire saupoudrer d'amidon les parties malades, et de proscrire les bains ou toute autre application liquide qui, en déterminant la rupture prématurée des vésicules, laissent exposées à l'air des ulcérations douloureuses.

» Si les douleurs du zona persistent après la disparition de l'éruption cutanée, on les combattra à l'aide des préparations arsenicales, si elles sont consécutives au zona dartreux, et à l'aide de préparations alcalines, si elles font suite au zona arthritique. »

Voilà un traitement excellent..., quand on ne tient pas à soulager les malades; dans le cas contraire, il en faut prescrire un autre. Les thérapeutistes, peu confiants sans doute dans les arsenicaux, ont conseillé contre les douleurs, parfois extrêmement vives du zona, les diverses préparations opiacées et d'autres calmants; ces moyens peuvent avoir leurs indications, surtout employées en injections sous-cutanées. Toutefois, nous n'avons pas eu besoin d'y avoir recours, dans les quelques cas de zona que nous avons soignés. Voici comment nous avons procédé.

Contrairement à la règle, universellement admise, de ne pas ouvrir les vésicules du zona, nous les ouvrons toutes, une par une, et, à mesure que nous les ouvrons, nous les cautérisons avec de l'acide phénique pur pris et déposé avec la pointe d'un petit pinceau, au centre même de la vésicule; il résulte de cette cautérisation une douleur assez vive qui dure quelques minutes seulement, dix au plus, et encore rarement; mais cette douleur une fois passée, la douleur propre au zona passe avec elle, et nous avons pu voir des malades qui n'avaient pas dormi depuis le début d'un zona datant depuis plusieurs jours, qui non-seulement n'avaient pas dormi, mais avaient souffert cruellement, tomber dans un sommeil profond une demi-heure ou une heure après la cautérisation. Celle-ci doit quelquefois être renouvelée deux, trois ou quatre jours de suite, s'il se développe de nouvelles vésicules, mais l'apparition des vésicules terminée, toute douleur cesse habituellement d'une manière définitive; ceux qui ont observé des zonas très-douloureux peuvent seuls se faire une idée du bienfait de la médication phéniquée. Sauf les cas très-rares où le zona tend à se prolonger au delà de deux septénaires, la cautérisation que nous venons de décrire suffit à la cure ; dans le cas contraire, on devrait prescrire notre sirop phénique à l'intérieur, de même qu'on pourrait, ainsi que nous l'avons déjà dit, pratiquer, en cas de douleurs vives réfractaires à l'acide phénique, des injections hypodermiques avec un sel de morphine. Mais nous répétons que nous n'avons pas eu besoin de recourir à ces moyens depuis que nous avons inauguré le traitement par la cautérisation phéniquée.

B. — Endophytaires.

Il est infiniment probable que les endophytaires ne sont pas moins nombreux que les entozoaires et le sont probablement beaucoup plus que les épiphytaires, par la raison que les conditions organiques des organes internes sont bien autrement variées que celles de la peau. Un champ immense est donc ouvert sous ce rapport aux recherches futures (1), car jusqu'à présent le parasitisme endophytaire se borne à une seule affection, qui est presque une affection cutanée, tant elle se rapproche de la peau, c'est celle dont nous allons dire quelques mots.

Art. XXVIII. — Du muguet.

Le parasitisme du muguet, connu depuis quelques années seulement, n'a pas éprouvé les oppositions du sarcopte ou des parasites des teignes ; il est aujourd'hui à peu près universellement admis. Ce parasite, classé par M. Gruby dans le genre *sporotrichium*, est aujourd'hui rapporté à l'*oïdium albicans*. Ce cryptogame, qui se présente sous forme de taches blanches assez analogues à de petits fragments de lait caillé, se développe dans les follicules de la muqueuse, qu'il remplit promptement, et d'où il s'échappe bientôt à travers l'orifice, pour former sur l'épithélium ramolli, poli, luisant, d'abord de petites éminences blanches, qui se réunissent souvent en une nappe pseudo-membraneuse qui peut occuper toute la surface de la langue

(1) Rien en effet n'est plus probable que la nature endophytaire de l'asthme, des catarrhes, de la dyssenterie, des entérites chroniques, etc.

et de la muqueuse buccale, et s'étendre même jusqu'à l'arrière-gorge, et même, dans des cas rares, jusqu'à l'œsophage, l'estomac, et jusque dans les intestins petit et gros. Cette sorte de pseudo-membrane, consistante au début, se ramollit peu à peu, devient facilement friable sous le doigt, et se détache facilement alors de la muqueuse, à l'aide d'un frottement modéré.

L'oïdium albicans peut se développer à tous les âges ; mais c'est surtout chez les enfants qu'on l'observe le plus souvent, on pourrait dire toujours. Rarement le muguet est la seule lésion — on pourrait à peine dire maladie — que présente l'enfant qui en est atteint, et à part la production parasitaire, il paraît très-bien portant ; presque toujours, au contraire, l'oïdium ne se présente que dans le cours et souvent dans la période ultime des diverses maladies graves, et aussi lorsque de jeunes enfants, nourris au biberon ou par des nourrices négligentes, sont affaiblis par une nourriture insuffisante, malsaine ou mal appropriée à leur âge et à leurs besoins. Cette circonstance a fait rejeter, à tort, par M. Bazin, l'*oïdium albicans* de la catégorie des parasites morbigènes par eux-mêmes, autant du moins qu'on en peut juger par le langage un peu confus de l'honorable parasiticiste (1) ; beaucoup d'autres parasites que l'*oïdium albicans*, et notamment des parasites relativement très-gros, tels que les oxyures, ne se développent que chez des individus plus ou moins affaiblis ou atteints d'autres maladies ; cela ne les empêche pas de produire les symptômes qui leur sont propres, et de constituer une maladie à part ; les individus qui ont déjà une maladie en ont deux désormais ; voilà tout.

Celle que produit l'*oïdium albicans* est par elle-même fort légère, excepté pourtant chez les enfants à la mamelle où il rend

(1) « L'*oïdium albicans* ne se montre jamais avant que le mucus buccal soit devenu acide. Cependant, malgré leur moindre importance, ces parasites méritent l'attention du médecin ; ce ne sont point encore les *parasites de la lésion pathologique*, mais plutôt ils forment le passage entre ces derniers et les parasites précédents (teignes, crasses parasitaires). » — Ainsi s'exprime M. Bazin : cela veut dire probablement que l'*oïdium albicans* forme le passage entre les parasites qui sont le résultat d'une lésion pathologique et les *parasites des teignes* qui, au contraire sont la cause de la lésion. Outre la confusion de la forme, il y a là au moins une demi-erreur de fond, sinon une erreur complète ; pour être édifié sur ce point, il faudrait savoir quels sont les parasites que M. Bazin appelle des *parasites de lésion*, et il nous laisse dans l'incertitude sur ce point capital.

difficile ou même empêche complétement, quand il est très-développé, la succion et la déglutition.

Les principaux moyens qu'on a préconisés contre le muguet, le jus de citron, le chlorure de sodium, l'alun, le calomel en poudre, le borate de soude, en applications topiques, — tous agents qu'on a décorés du nom de substitutifs — sont loin de valoir la simple solution phéniquée à 1, 2 ou 3 p. 100, suivant l'épaisseur de la couche parasitaire; quelques gargarisations — si l'on nous permet le mot — avec cette solution suffisent habituellement pour détruire le parasite qui, aussitôt mort, se détache de lui-même de la muqueuse; quand l'enfant est trop jeune pour se gargariser, on atteint facilement le résultat voulu, en lavant convenablement la bouche du petit malade, à l'aide d'une petite éponge attachée à une tige de bois et imbibée de liqueur parasiticide. Lorsque la maladie revêt la forme chronique, on associera avec avantage aux applications topiques, le sirop phéniqué à l'intérieur, et, au besoin, dans les cas graves, les injections hypodermiques avec la solution aqueuse au centième, ou au demi-centième; on injectera de 20 à 60 gouttes, soit de 1 à 3 grammes, renfermant 1 à 3 centigrammes d'acide; l'injection pourra être renouvelée deux, et si on le juge nécessaire, trois fois par jour, même chez les plus jeunes enfants. Il est probable que la médication phéniquée ne sera pas seulement utile contre le muguet, mais qu'elle aura encore une heureuse influence sur la maladie dont il dépendra, quand il ne sera pas idiopathique.

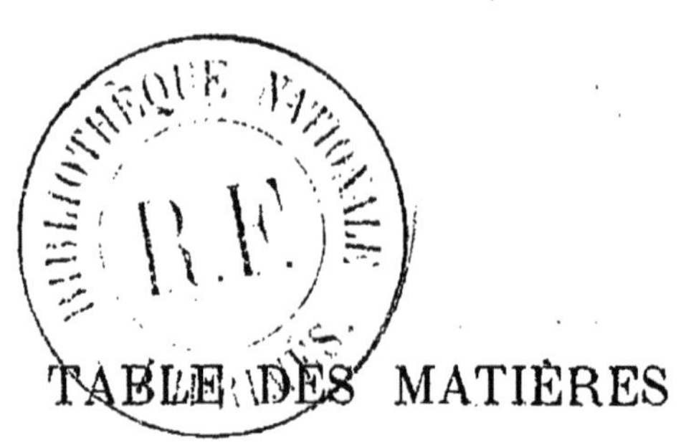

TABLE DES MATIÈRES

Les maladies dont il est traité dans cet opuscule étant disposées par ordre alphabétique, nous avons jugé inutile d'imprimer ici une table, qui ferait en quelque sorte double emploi. Voici la table des sujets étudiés dans notre traité des *nouvelles applications* médicales de l'acide phénique, que nous avons annoncées dans notre *avant-propos*.

TABLE ALPHABÉTIQUE

DES MATIÈRES ÉTUDIÉES DANS LE TRAITÉ DES NOUVELLES APPLICATIONS MÉDICALES DE L'ACIDE PHÉNIQUE.

Imprimerie L. Toinon et Cie, à Saint-Germain.

www.ingramcontent.com/pod-product-compliance
Ingram Content Group UK Ltd.
Pitfield, Milton Keynes, MK11 3LW, UK
UKHW020342230726
13925UKWH00003B/920